喝喝 Brown Sugar 紅糖暖子宮

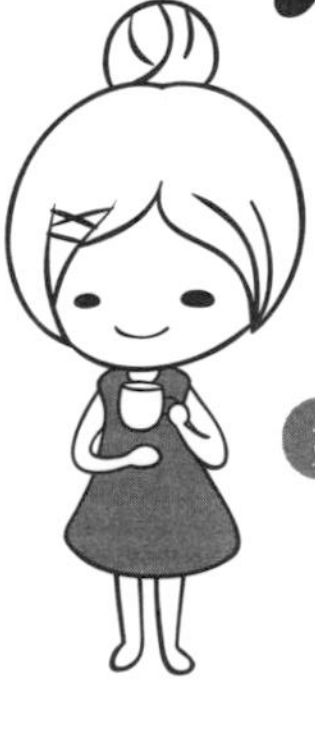

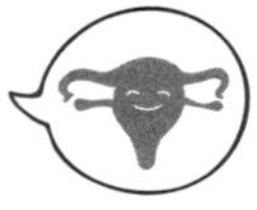

素人天然食研究會——著

中醫師 王玫君——審定

推薦文

「糖」是人們日常生活所不可或缺的食用品，其種類大概可分為白砂糖、冰糖及紅糖，同樣是由甘蔗煉製而成，依製程不同而有所區別。其中紅糖可說是最為神秘的一種，大部分的人聽過吃紅糖比吃白砂糖好的說法，可又說不出它好在哪裡？作為「調味品」，紅糖與白砂糖、冰糖，各有發揮的舞台，而紅糖的神秘感，似乎就在於它獨特的「功效」。

現代營養學的研究認為，紅糖的價值在於它未經精煉，完整保留了天然甘蔗的礦物質、維生素等營養成分。而傳統中醫學則認為紅糖具「活血化瘀、補血養肝」的功效。

且看歷代本草書籍對紅糖的記載：

《本草綱目》：「和中助脾，緩肝氣。」

《本草逢原》*1：「性溫，能和脾緩肝，故治脾胃及瀉肝藥，用為先導。熬焦治產婦敗血衝心及虛羸老弱。」

《本草從新》*2：「產後服之，取血和而惡露自行。」《本草求真》*3：「能行血化瘀，是以產後血暈，多有用此與酒沖服，取其得以入血消瘀也。」

紅糖性溫而入血分，有活血化瘀止痛之功，自古即應用在婦女產後宮縮痛、惡露不盡。現代醫學發達，產婦喝紅糖水的已少見，倒是女孩們在月經來時腹寒、腹痛、經血排出不暢，都知道喝點紅糖水來緩解疼痛，幫助經行。

紅糖另一個功效是補血養肝，紅糖歸經肝、脾、胃，入脾胃以滋氣血生化之源，入肝助肝藏血，肝血充足，不但身體舒暢，精神也能條達，使面色紅潤，情緒佳，心情好！

紅糖除了獨特的功效外，它與白砂糖、冰糖有什麼不同？與黑糖是同一種東西嗎？這些疑問加深了紅糖的神秘感。

紅糖這本書即將為大家揭開其神秘的面紗，全書共分成三個部分，第一部分是紅糖的簡介，在這裡將介紹紅糖的製程、成分、歷史，食用紅糖的注意事項等；第二個部分則更詳細說明紅糖的特性及食用功效，看完這二個部分，上面所提的疑問可獲得全面性的答案。第三個部分則介紹紅糖在日常生活中的實際應用，並提供簡便可行的食譜，在食譜中若加入其它藥材，也都有詳細的說明。

有句話說，「女子不可百日無紅糖」，事實上，除了女人每個月都需要紅糖，男人適時喝點紅糖水，也能驅寒益氣、緩肝助脾、消除工作疲勞、恢復體力；而老人及小孩身體虛弱，感寒腹痛時，也都可以適當用些紅糖來緩解症狀。個人認為，紅糖最迷人之處就在於它隨手可得，像是個隨時陪在你身邊的好朋友呢！

中醫師　王玫君

*註1：《本草逢原》，清張璐著，成書於西元一六九五年。
*註2：《本草從新》，清吳儀洛著，成書於西元一七五七年。
*註3：《本草求真》，清黃宮繡著，成書於西元一七六九年。

目次

第二章

奇效紅糖

第三章 各式紅糖養生食譜

第一章

糖類簡介

糖的種類與來源

糖是自然界中最豐富的有機化合物。糖類主要以各種不同的形式，像是澱粉、糖、纖維素等存在於食糧、穀類、薯類、豆類、米麵製品以及蔬菜水果中。糖在植物中約占其乾物質的百分之八〇，在動物性食品中則很少，約是占其乾物質的百分之二而已。

本書中所要說的糖，主要指的是食糖，在營養學上，它是糖類的重要來源之一。我們一般所說的食糖，即泛指各種可食用且帶有甜味的晶體。這類食糖的主要成分為蔗糖、乳糖或是果糖。

若是依原料來分，食糖可以分為兩大類，分別是由甘蔗製成的砂糖，以及由甜菜所做成的甜菜糖。一般較為常見的，是由甘蔗所製成的白砂糖，其做法是經過多次的精煉以及去雜滓後而成，在全球的總生產比例上，由甘蔗製成的白砂糖約占了七成，剩下的另外三成則是甜菜糖。

製作甜菜糖的方式是先將糖用甜菜切成細絲，用溫水浸泡，使其中糖分溶出，再熬煮那些糖液，並過濾去除掉其中的雜質。最後在真空狀態下濃縮糖液，使之成為結晶後再用離心機分離，最後所出現的結晶就是甜菜糖。

此外，甜蘆粟（糖高粱）也是食糖的來源作物之一（凡是含蔗糖成分較高的植物都可以成為製糖的原料），它的莖桿中含有糖的汁液，除了可以拿來製糖，也能用來釀酒、製紙或作為飼料用。但目前世界上食糖的主要原料還是以甘蔗與甜菜為主。

中國是世界上最早用甘蔗製糖的國家之一，製糖的歷史約已有兩千多年，至於用甜菜製糖，則不過是最近幾十年前才開始的。雖然原料不同，但蔗糖與甜菜糖在品質上其實並沒有什麼差異。

甘蔗生長在熱帶以及亞熱帶地區，以南半球國家為主。甘蔗生長期間需要大量且經常性的雨水以產生糖分，若是雨量不足或是碰上乾旱，都會嚴重影響到甘蔗的單位產量。種植甘蔗時，種植一次後，只要有再長芽每年就都可以收割，收穫期約有三～四年。

台灣的甘蔗種植有分為春植（在春天栽種的甘蔗）、秋植（七到八月種植的甘蔗）以及宿根三種（把頭留在土中，讓它再發芽成長為甘蔗）。至於採收期則集中於九、十月，屆時糖廠會到各栽種區去做成熟度的測試，並安排採收的順序。

甜菜糖的生產地則多集中在北半球的溫帶地區，以歐洲為主，另外像是中國的新疆、東北、內蒙等地也是主要產地。和蔗糖相比，甜菜的生產成本比較高，特別是在進入九〇年代後，蔗糖的生產已經幾乎無利可圖，而生產甜菜糖的利潤更是極為低廉。因為這個緣故，甜菜糖的年產量已逐年在減少，至今甚至不到白糖年產量的百分之二〇。

採收完成的甘蔗與甜菜被送到工廠後會被榨取糖汁，經過沸騰、濃縮、中心分離後會形成淺棕色的粗糖。粗糖再經提煉後就會成為我們日常消費、食用的白糖。

白糖是一種甜味的食料，既是日常生活中重要的副食品，也是在製作飲料、食品以及藥品時不可或缺的重要原料，更是人體所必需的三大養分（糖、蛋白質、脂肪）之一，可以供給人體較高的熱量。一公克的白糖可以產生三・九大卡的熱量。

＋乳糖

乳糖是一種雙醣，由葡萄糖和半乳糖組成。乳糖的甜度不高，約為蔗糖的五分之一而已。在乳中，百分之二～八的固體成分就是乳糖。

在自然界裡，乳糖除了存在於哺乳類動物的乳汁中，也存在於連翹屬花的雄性器官中。若要以工業的手法來取得，則可從乳清中製取。

雖說乳糖是存在於哺乳類動物的乳汁中，但人類在成年後，體內分解乳糖的乳糖酶活性會大為降低，因此在飲用乳品、攝取進一定量的乳糖後，可能會產生腹瀉、腹脹等症狀，這樣的症狀就稱為「乳糖不耐症」。乳糖不耐又稱為乳糖消化不良或是乳糖吸收不良，這是因為人體無法有效消化所攝取的乳糖而產生的一種不良反應。

＋果糖

果糖是一種單醣，也是血糖的三種主要成分之一（血糖的另外兩種成分是葡萄糖和半乳糖）。

果糖很容易溶於水，也會結晶。果糖存在於許多食品中，像是蜂蜜、長在樹上的水果、瓜類、根類蔬菜、洋蔥等，主要是從玉米提煉製成。

果糖也是蔗糖分解的產物，屬於雙醣的蔗糖在消化過程中，因為酶的催化特性，就會分解成一個葡萄糖和一個果糖。

果糖可說是甜度最高的天然糖，一般認為其甜度是蔗糖的一・七三倍，也就是說，如果我們把蔗糖的甜度訂為一〇〇，那麼果糖的甜度就可以高達一七三左右。

從前人們認為，既然果糖的甜度高，那麼若以果糖來代替砂糖，就可以在相同的甜度下減少熱量的攝取，而且果糖的升糖指數*也很低，在預防跟控制糖尿病上有較好的療效。只是，這樣的觀點已受到反駁，現代醫學認為，果糖仍有可能會導致脂肪肝、肥胖以及上癮症，所以在攝取上必須要有所節制，否則會造成代謝症候群。因為現代醫學認為，果糖可能會導致新陳代謝紊亂，增加罹患心臟病和糖尿病的機率。

此外，果糖會抑制體內的微量元素鉻，可是，鉻在維持血糖、胰島素和膽固醇的正常上有著很重要的作用，所以將有可能提高罹患相關疾病的機率。

果糖經人體吸收後很容易囤積在腹部和肝臟，若是攝取過量，將會造成脂肪肝的問題，而且依據最新研究統計也顯示，若提高果糖的攝取量，罹患痛風的機率也會隨之提升。

*註：升糖指數，簡稱ＧＩ，用來衡量糖類對血糖值的影響。

白糖

白糖又稱為白砂糖，甜度有百分之九九・六以上，原料是蔗糖。蔗糖經溶解去掉雜質並經過多次結晶煉製、漂白而成的高純度糖品就是白糖。白糖中含有百分九十五以上的蔗糖，含水率比較低，結晶顆粒比較大，是一種很常用的調味品兼甜味劑。一般我們日常生活中所指的「砂糖」通常就是指白砂糖。

雖然白糖是我們平常用得最多的調味品，但因為白糖是經過提煉精製的，裡頭所含的營養素已經變得非常稀少，主要只是用來調味，而且其中又含有大量的糖分，吃多了會影響身體健康，所以建議在使用量上要有所斟酌。

蔗糖

蔗糖是一種雙醣，水解後會產生葡萄糖和果糖。

蔗糖是光合作用的主要產物，蔗糖只是一種科學上的名稱，並不一定就是從甘蔗中提煉出來，而是廣泛分布在植物體內，除了甘蔗，甜菜和水果類中的含量也極高。

整體而言，蔗糖是最好的甜味劑，既方便運輸，又能久藏不容易壞，就這兩點來看，就強於果糖、蜂蜜、楓糖等糖類。

蔗糖的主要來源是甘蔗，只是，甘蔗在種植的區域上頗受限制，只能生長在年雨量一〇〇〇公厘以上的地方，氣溫至少要二十一度，而甘蔗最佳生長速度的溫度則是在二十七度以上。雖然甘蔗對於雨量、氣溫都有嚴格的要求，但對於土壤和地形的要求則不高。特別是從五〇年代出現機械化種植後，現代的甘蔗園就多選擇平地來種植。

甘蔗的原產地有可能是大洋洲的新幾內亞，後來傳播到南洋群島和印度。大約在公元前三世紀的時候，則由東南亞或東印度傳入到中國南部。在《楚辭．招魂》中所寫到的：「胹鱉炮羔，有拓漿些」，其中，「拓」指的就是甘蔗，「拓漿」就是甘蔗汁，可見當時人已經懂得將甘蔗榨成汁來喝了。

目前最早關於蔗糖的記錄約是在公元前五〇〇年的印度，經由印度向東西兩方傳播，在西元六〇〇年時傳抵地中海東岸。可是地中海地區的氣候不太適合種植甘蔗，不僅很多地方會結霜，降雨量也不夠，所以僅限於幾個少數的地方才有種植甘蔗。

至於在西歐國家，則是要到十五世紀時，葡萄牙人在探索西非的時候發現了島嶼上的甘蔗，才開始認識到蔗糖。到了十六世紀初期，甘蔗的主要栽培地轉移到了美洲的熱帶地區，美洲的氣候比地中海的氣候更適合種植甘蔗。十八世紀以後，巴西和西印度群島開始進行大規模種植甘蔗，加上工業革命的進展，蔗糖因而從奢侈品變成了日用品，一般人也開始會在茶、咖啡、可可等飲料中加糖飲用。

古印度是製作蔗糖的發源地。古印度人製作蔗糖的方法是將甘蔗榨出甘蔗汁後曬成糖漿，接著再用火煎煮，使之成為蔗糖塊。

在漢朝，蔗糖被稱為「石蜜」，在漢代文獻中所出現的「石蜜」「西極石蜜」「西國石蜜」等，指的都是由西域進口的蔗糖。

在西元一世紀或更早以前，中國嶺南就已經開始在製作蔗糖，東漢前期楊孚所撰寫的《異物志》*中就有記載，當時人們會將甘蔗汁製成「飴餳」，然後再結晶成固體狀的蔗糖「石蜜」。

*註：《異物志》，中國第一部記述嶺南物產、土著民風、生產技術的書籍，內容涵括了人物地理、禽獸、蟲魚、果實、草木、玉石等。

中國製糖的歷史

蔗糖傳入中國的途徑可分為南北兩路。在漢朝至隋朝年間，是從南方的扶南*1、交趾*2傳來，在陳壽的《三國志》中就記錄了交趾向吳國進貢糖漿的事。至於印度的製糖技術，則是經由絲綢之路傳入中國。唐朝魏徵等人所撰的《隋書》中就有記錄從印度進口了「半糖」。可是一直到南北朝，在中國北方，甘蔗與蔗糖都遲未普及。

唐代時，蔗糖和甘蔗開始傳到北方各地。唐代的僧侶常會使用蔗糖來入藥，也會用蔗糖水來浴佛。此時，前來中國的阿拉伯與波斯商人也會大量使用蔗糖來調味。在北宋歐陽脩所寫的《新唐書》中就有記載唐太宗遣使去印度取熬糖法，這就說明了印度的煉糖術在唐朝時已經傳入中國了。不過，在一般百姓間，還沒有很廣泛普遍地使用蔗糖。

北宋初期，三佛齊*3和大食*4等國都會向宋朝廷進貢白砂糖。將石蜜做進一步的提煉，就能得到白砂糖。不過，當時的白砂糖顏色不是完全的潔白，而是淡黃色，成沙顆粒狀的。

世界上第一本關於甘蔗煉糖術的專書《糖霜譜》*5就出現在宋朝。可見，製糖在宋朝實為一項重要的產業，而且糖製品的種類也較前朝多些，為民間百姓常

*註1：扶南，又稱夫南、跋南，是中南半島上的一個印度化古國，於西元一世紀建國，七世紀末亡國，遺址在今東埔寨境內。

*註2：交趾，即今越南。

*註3：三佛齊，發源於現代蘇門答臘島上的巨港附近，是東南亞印度化的古國之一，建國時代不詳。

*註4：大食，指阿拉伯帝國。

*註5：《糖霜譜》，宋代王灼於西元一一五四年所寫就，全書共七篇。分別論述了糖霜的概況及源由、以蔗為糖的始末、甘蔗的種植、製糖的器具、結霜的方法、能不能結成糖霜的影響因素以及相關情事、糖霜的性味以及各種食用的方法。

見之物。像是吳自牧所寫的《夢粱錄》*[1]中就記載了杭州夜市中各種各樣的糖制食品。然而，其時糖雖普遍，卻還沒有列入老百姓一般的日用必需品中。

元朝時，義大利的旅行家馬可波羅在其遊記中記述有中國的製糖業，還說了福州地區煉製的糖十分潔白；摩洛哥的旅行家伊本・白圖泰也在他的遊記（《伊本・白圖泰遊記》）中提到，當時中國出產有大量的蔗糖，其質量與埃及相比可說是有過之而無不及。

到了明代，宋應星所寫的《天工開物》*[2]更詳細敘述了製造白糖和冰糖的方法。

台灣製糖史

至於台灣的相關製糖業以及甘蔗的種植，最早可以追溯到元代。

根據一三四九年元朝汪大淵所寫的《島夷誌略》*3，其中提到了當時的台灣居民會「煮海為鹽，釀蔗漿為酒」，這就可以證明，雖然從這段文字中無法得知其時的台灣人是否已會利用甘蔗來製糖，但至少可以確定，在當時，台灣已經有

*註1：《夢梁錄》，主要記載了南宋時期的郊廟宮殿以及百工雜戲等事。

*註2：《天工開物》，中國古代一部綜合性的科學技術著作。

*註3：《島夷誌略》，為汪大淵所寫的一本重要的中外交通史文獻。書中記載了他在一三三〇年以及一三三七年這兩年兩度飄洋過海，親身經歷的南洋和西洋二〇〇多個地方的地理、風土以及物產等。

了甘蔗的種植、生產。至於台灣開始利用甘蔗來製造砂糖，製糖產業成為台灣重要的產業則是在明末。這是因為在當時，漢人移居台灣的人數日漸增多，製糖業也隨之漸漸發達起來。明末清初，來到台灣的海盜兼商人鄭芝龍以及顏思齊*[1]等人，其所進行貿易的商品中除了有米、鹿皮，還包含了蔗糖。不過，從清朝《番社采風圖考》*[2]的「糖廍」圖可以看出，裡頭人物以漢人為主，製糖技術似乎掌握在漢人手中，平埔族並不熟知這項技術。

十七世紀初，荷蘭為了和中國與日本做生意，占據了明朝外海的台灣。在荷蘭統治時期，荷蘭東印度公司招募漢人來台耕種，並鼓勵漢人種植甘蔗製糖。這是因為糖在當時是一項奢侈品，利潤很可觀，所以荷蘭人會從中國將砂糖輸入台灣，再轉賣到日本以及其他地方進行砂糖的貿易。而荷蘭人發現到，台灣的氣候很適合種植甘蔗，便決定在台灣生產砂糖。在一六五二年左右，台灣甘蔗的種植面積已達到水稻種植面積的三分之一，砂糖主要的出口對象則是日本。正是因為荷蘭人的鼓勵、發展，除了稻米，蔗糖也一躍成為當時台灣主要的外銷農產品，為台灣的糖業發展奠定了基礎。

之後，鄭成功擊退荷蘭人，接管了台灣。為了反清復明，需要大筆軍資，因此便規定蔗糖改由政府專賣，加上鄭經時因參與了三蕃之亂，有缺糧的問題，重視稻米更勝於蔗糖，於是轉而鼓勵百姓種稻，使得當時的糖產量一度減少了約五分之四。

明鄭滅亡後，台灣收歸為清朝統治。初時，清朝廷對台灣糖業的管理比較自由，雖然還是偏向鼓勵種稻而非製糖，但對製糖也沒有特別的規定或管制，所以在這時候就發展出了由私人經營以及各種合夥形式的製糖產業。

早在日本統治台灣前，日本每年都會從台灣進口約一千萬日圓的糖，所以在

*註1：顏思齊，一六〇四—一六二五年，為當時知名的武裝海商，也曾以台灣為據點，為早期台灣的開墾拓荒者之一。

*註2：《番社采風圖考》，清人六十七著，記載了包括平埔族等台灣各原住民村社的生活起居、飲食習慣、耕田鑿井等風俗習慣。

統治台灣之後（一八九五年），便開始積極發展台灣的糖業，更藉由資金補助、確保原料、保護市場等措施來吸引日本商人到台灣投資設廠。透過這些年的努力與改良，終於在一九四一年迎來了台灣製糖業最興盛的時期——擁有五〇座新式糖廠，每日榨糖量高達七萬一二〇噸。直到太平洋戰爭爆發，這些糖廠才受到損毀而僅剩下八所。

一九四五年台灣光復，由於台灣政府及蔗農的努力，蔗糖產量再度提升到能夠自給自足並外銷各地的光景，直到一九七二年，又因國際糖價高漲而使得台灣的蔗糖產量來到光復後的高峰。只是，隨著一九八〇年糖價暴跌，各地糖廠隨之裁撤以及一九九一年開放蔗糖進口後，台灣的製糖業便完全式微。

蔗糖的種類

蔗糖的種類大致可依色澤、形狀兩大類來做區別。

＋依色澤分

・白糖：白糖又稱為白砂糖，是一般日常生活中使用最廣泛的食用糖，含蔗糖量百分之九十五，結晶顆粒比較大，是將甘蔗壓榨出汁所得之原料糖漿經過過濾、漂白脫色處理後，再結晶、分蜜、乾燥後所製成的，是一種常用的調味料。一般市售稱為特號砂糖的就是指白砂糖。

・粗糖：粗糖的顏色為黃色的，是將壓榨好的甘蔗汁或原料糖漿經過清淨過濾處理後，再經過結晶、分蜜、乾燥而製成的砂糖，一般用來作為精煉糖的原料糖。在市面上販售的粗糖商品稱為二號砂糖。此外，精煉白糖後也會產生粗糖這種副產品。

・紅糖與黑糖：這兩種糖的色澤都比粗糖深，顆粒則比粗糖細。一般人多會把這兩者等同於一物，一般市面上也可看到標註紅糖的產品又在後頭加上括號，寫著黑糖。不過，根據台糖公司的說法，台糖所生產的黑糖是直接從甘蔗汁榨汁後煉製而成，而紅糖則是從甘蔗汁到二砂的製作過程中所製成的糖。以前黑糖與紅糖同為一物，台灣習慣稱紅糖，因受到日本人的影響才有黑糖的稱呼，但後來為了使用上的需要，台糖才又另外製作出與黑糖不同的紅糖。就台糖的產品來說，由於黑糖是直接從甘蔗榨汁煉製而來，所以會比紅糖保留較多的的營養素，幾乎甘蔗汁中的全部營養素以及礦物質都留了下來，但也因為是直接將甘蔗洗淨壓榨後結晶所得，所以也會殘留有許多昆蟲與植物的碎屑、土壤、纖維等雜質。一般市面上除台糖有做出較為精細的區分，大多產品仍是黑糖、紅糖互用，並未做出明確區別，因此在本書的第二章與第三章中，亦以紅糖來兼指紅、黑二糖。

✚依形狀分

・結晶糖：結晶糖中依顆粒的不同又可分為細砂與特砂兩種。細砂是糖漿經過一次結晶後所產生的成品糖，而特砂則是糖漿經過兩次以上結晶後所產生的顆粒較大的成品糖。這兩種糖的顏色都是白色的，糖度高達百分之九九・六，是蔗糖經過溶解後去除雜質，再經過多次結晶煉製所得出來的高純度白糖。而且這兩種糖都沒有添加化學物，可說是高品質的甜味劑。

・加工糖：加工糖中又能依序分成以下四種。

1. 粉糖：將砂糖研磨成粉狀後所成的糖。
2. 方糖：方糖是將白糖研磨成白色的粉末後，經壓製而成的半方塊狀糖，屬於一種高級的糖產品。

3. 液糖：砂糖經過溶解後成為液體，再經過濾後可以直接添加使用的液態糖。

4. 冰糖：冰糖是將白糖溶解過後，再經過結晶而形成大顆粒或塊狀的糖。冰糖的糖度高達百分之九九・九以上，是將精煉過後的白糖溶解並多次結晶煉製而成，屬於食用糖的一種。冰糖味甘，可入藥，中醫認為，冰糖性平，有潤肺止咳、清痰去火的作用，而且也很適合用來輔助泡製藥酒、燉煮補品。冰糖不只能入藥，也能入菜、當成糖果吃或是做成小吃。像是最著名的冰糖葫蘆，就是由冰糖裹李子或山楂所製成的小吃，近來則發展出更多變的口味，例如冰糖草莓、冰糖蘋果等。此外像是冰糖雪梨、冰糖燕窩等，則是用冰糖來烹調的知名菜餚。

冰糖依不同顏色可分為紅冰糖與白冰糖。紅冰糖又被稱為黃冰糖，是萃取二號砂糖（簡稱二砂）煉製而成，沒有經過漂白、脫色的過程，完整保留了蔗糖天然的琥珀色以及各種營養成分。而白冰糖則是萃取特級砂糖煉製而成，色澤上較為晶瑩剔透。由於二砂中糖的純度比特砂的低，所以紅冰糖的生產成本相對來說比較高，售價也較高。至於白冰糖的精純度因為比砂糖的精純度高，所以糖的結晶穩定性也比較高，口味上較為甘醇，不會像砂糖那樣，吃完後會有酸酸的口感。

除了按顏色來做區分，依據製作工藝的不同，冰糖還可以分為兩種：單晶冰糖與多晶冰糖。

單晶冰糖是較為新型的冰糖形式，呈現規則的透明晶體狀。在台灣，單晶冰糖早在日治時期就有出產，是當時台灣重要的出口商品之一，其特點是甜度適中、口味純正。而多晶冰糖則是採用傳統工藝所做成的不規則晶體狀冰糖，具有中醫所說的冰糖藥用。這兩者在化學成分上沒有多大的區別，最大的不同點只在於養晶的方式。

一〇〇公克冰糖的營養成分

熱量	三九七千卡	硫胺素	〇・〇三毫克
鈣	二三毫克	核黃素	〇・〇三毫克
鎂	二毫克	鐵	一・四毫克
碳水化合物	九九・三克	鋅	〇・二一毫克
銅	〇・〇三毫克	胡蘿蔔素	〇・一微克
鉀	一毫克	維生素A	〇・六微克
鈉	二・七毫克		

糖的用途

糖除了是我們日常生活中常用的調味料，也具有藥理、醫療以及保健上的功用。

根據醫生的指示，砂糖可以使用在具有抗藥性的細菌所造成的外部傷口上，利用滲透壓的原理來殺死細菌，但因為這到底是屬於民間療法，不是正規的療法，所以一定要遵循醫生的指示使用。而根據研究顯示，由於白砂糖有脫水以及抑菌防腐的作用，用來敷傷口可比使用抗生素來得癒合較快。

至於在中醫裡頭則說，白糖的性平、味甘，能潤肺生津、清熱燥溼、化痰止咳、醒酒解毒，所以可用來治療脾虛泄瀉、肺燥咳嗽、口乾燥渴、腳氣、疥瘡、鹽滷中毒、陰囊溼疹等病症。但若要助脾、補血、祛寒、破瘀或入藥時則多會用紅糖。

除了藥用價值，在一般飲食保健中也會用到白糖，因為它有一定的潤肺、清肺熱、調和胃氣的作用。白糖也可以拿來入菜，不過因為冰糖清肺熱的效果比白糖好上許多，在燉湯品時，冰糖會是最好的選擇。

基本上來說，所有甜味的糖類都有些微的解毒作用，但因為白糖的糖分含量非常高，所以效果比較快。古時候，如果不小心誤食了有毒的食物或是突然肚子痛不舒服，人們多會喝些熱的白糖水來解毒、緩解疼痛。但如果能確知自己的腹痛是寒性的，則可以改喝紅糖水。另外若是出現了低血糖的反應，像是沒吃飯就會感覺頭暈這類的，也可以喝白糖水來緩解。

春天天氣開始慢慢變熱的時候，很多人容易咳嗽上火，這時候，若是沒有痰的乾咳，就可以使用到冰糖，譬如說用冰糖來燉梨或是燉銀耳。因為冰糖既能清火，還能清除肺熱。秋天時因為乾燥，同樣需要潤肺，也可以使用冰糖。

除了藥用上的價值，糖也有生物學上的功能，如提供能量、為物質代謝的碳骨架、為細胞的骨架、細胞間的識別和生物分子間的識別。

糖對人體生理的影響

蔗糖在人體消化系統內經過消化液分解後會變成葡萄糖和果糖，然後才會被小腸給吸收。蔗糖因為擁有高熱量，若攝取過量容易造成肥胖，而一旦變得肥胖，將會增加罹患各種癌症的機率，例如乳癌、大腸癌、子宮內膜癌、胰臟癌。除了這些，吃糖過量還會造成代謝症候群，引起脂肪肝、痛風、糖尿病、高胰島素血症等對人體的各種臟器起到危害。依據美國疾病控制與預防中心的研究人員研究結果顯示，攝取砂糖最多的人與最少的人相比，因心臟病而死亡的有二・七五倍之多。

而且口腔的細菌會將食物中的蔗糖成分轉換成酸性物質，進而會侵蝕牙齒的琺瑯質，造成蛀牙。

有的時候，糖類也會造成心情上的不安定。攝取糖類之後，血糖會急速上昇，胰臟會因而釋出胰島素，此時血糖又會急速下降，導致出現空腹感或是想睡覺，所以就會讓人顯得煩躁易怒。

然而糖也是人體三大主要營養素之一，是人體熱量的主要來源，對人體而言是不可或缺的。糖供給給人體的熱量，約占人體所需總熱量的百分之六〇～七〇。除了纖維素，一切的糖類物質都是熱量的來源。

食用糖類的注意事項

雖說糖類是我們日常生活中最常用到的調味品之一，而且有和中助脾、保肝緩肝氣的作用，對病後恢復身體健康也有好處，但糖對人體而言也並非全無害處，吃多了容易使人脹悶、生痰、形成齲齒等，同時也會衍生出其他健康上的問題，所以在食用上有幾點注意事項：

一、白糖偏酸，不宜多吃。白糖吃下去後會讓我們的血液偏向酸性，所以是一種偏酸性的食物。人體要想常保健康，就要偏於弱鹼性，如果我們的血液總是偏於弱酸性，體內的毒素就會不斷累積，而癌細胞就是在酸性環境中生長的。因此在使用白糖時，一定要盡量控制用量。不過相對來說，紅糖的情況就好一些。因為紅糖中含有很多的礦物質，而礦物質能讓我們的血液保持在鹼性，所以如果可能，在碰上需要使用白糖時，或可考慮用紅糖來代替。

二、不要吃進大量的蔗糖。蔗糖是含熱量最高的碳水化合物，攝食過多會引起肥胖、動脈硬化、高血壓、糖尿病以及齲齒等疾病。

三、空腹時不要大量吃糖。英國科學家研究發現，空腹時大量吃糖會使血液中的血糖急速升高，破壞人體內的酸鹼平衡以及體內各種有益微生物的平衡，不利於人體健康。

四、兒童若攝取過多糖類會影響發育。吃入過多的糖會影響人體內脂肪的消耗，導致脂肪堆積，而且還會影響鈣質代謝。部分學者認為，若攝取的糖量高達總食量的百分之一六～一八，就會使得體內鈣質代謝產生紊亂，妨礙體內的鈣化作用，甚至有可能會導致骨折率增加。而且吃了過多糖也會讓人產生飽足感，造成食慾不佳，影響正餐的進食量，進而導致缺乏多種營養素。兒童若是長期吃入多量食糖，不僅會直接影響到他們的骨骼生長發育，如果吃完糖後又不注重口腔清潔、衛生，為口腔細菌提供了良好的繁殖、生長環境，將很容易會引起齲齒和口腔潰瘍。因此世界衛生組織曾發出呼籲，希望家長們不要讓孩子吃過多的甜食，以避免產生齲齒、近視、軟骨症、消化道等相關疾病。

從以上幾點可以看出，在食用糖時最需要注意的一點就是不要食用過多。有些專家認為，糖對人體的危害甚至比菸和含酒精的飲料來得大。世界衛生組織也曾對二十三個國家人口的死亡原因做過調查，結果發現，食糖過量的危害，更勝於吸菸，若是長期食用含糖量過高的食物，會使人的壽命縮短二〇年。而且依據調查發現，吃糖過多將會導致心臟病、高血壓、血管硬化、糖尿病以及腦溢血等。

若長期吃高糖的食物，人體內的環境將會因此失調，進而對人體健康造成種種危害。這是因為糖屬於酸性物質，若是吃得過量，將會改變人體血液的酸鹼度，讓人體的體質呈酸性，減弱人體白血球對外界病毒的抵禦能力，讓人容易罹患各種疾病。

吃糖的好處

雖然從前述看來，吃糖過量對人體是有害而無益，但研究人員從食品營養與衛生、人體生物學、基礎及臨床醫學、運動生理學等各種角度，對糖與健康的關係進行了科學的論證，得出「適量吃糖有益人體健康」的結論。

這是因為，糖是人體最經濟、最安全的熱量與能源來源，也是人體重要的結構物質之一，可以為體力和腦力工作者提供必要的「能量燃料」。例如血糖濃度降低的時候，低血糖的患者會感到眼前發黑、四肢發軟，此時可以吃少量的糖或馬上喝一杯糖水來緊急補充。如果「燃料能源」短缺導致熱量不足，不論是在肢體上的勞動還是五臟六腑的的運作上都會降低許多功效。熱量不足時最常出現的預警信號就是出汗、心慌、眩暈、血壓下降、腰膝背冷以及低血糖等反應。此外運動醫學也研究證實，運動員在劇烈運動前如果先補充了少量的含糖飲料，將可以幫助他們提高運動成績，在運動後及時補充糖分，也可以消除疲勞。所以糖分的功能實是具有不可替代性。不過，人體可以直接吸收利用的只有單糖。

人體內糖的主要儲存形式是葡萄糖以及由其分子所組成的糖元。糖在人體內的代謝過程中，會經過「燃燒」來產生能量，提供人體運動以及生長所需，而且就人體的大腦組織來說，也只能依靠葡萄糖來為大腦提供能量，任何其他的熱能都無法取而代之。

糖也參與了人體多種重要的生命活動。糖會和人體內的其他物質結合構成激素、抗體、酶等，在調節人體的生理功能上有十分重要的意義。

雖然前文有提過，吃糖容易引起肥胖，但那是指吃了過量的糖，而且專家們也指出，除了吃糖過量，遺傳和內分泌的因素都會導致肥胖，最重要的是，一但人體攝入的總能量大於支出，就特別容易造成肥胖。從代謝的實驗證明可以發現，飲食中最容易導致肥胖的並不是糖，而是脂肪。而且營養專家也指出，餐後吃一點糖可以減少脂肪的累積。甚至最新研究也指出，同時吃纖維食物和糖分能獲得減肥的效果。研究人員稱，一般說來，糖分在小腸被分解後會轉化成血糖和脂肪。可是若和纖維食物一同進食，纖維中的阿拉伯糖就會阻止酵素分解糖分，而這些未分解的葡萄糖將會被送到大腸，由微生物分解，在這分解的過程中，就會製造出大量的有機酸來。有機酸能減緩肝臟中的脂肪製造，所以可以達到減肥的效果。採用這樣的飲食法，不僅能夠瘦身，還有助於對抗癡肥、預防糖尿病以及高血壓。

糖不只不會直接誘發肥胖，引起糖尿病的主因也是由於人體胰島素功能異常，而非吃糖。正常人吃適量的糖並不會引起高血糖或糖尿病。不過，雖然吃糖不一定會直接導致糖尿病，但還是要注意不宜長期大量食用甜食，否則會使胰島素分泌過多，導致碳水化合物和脂肪代謝紊亂，引起人體內的環境失調，造成像是心腦血管疾病、糖尿病、肥胖症、老年性白內障、齲齒、近視等多種慢性疾病的發生。此外，像是白糖在體內代謝時需要消耗多種維生素和礦物質，所以若常吃大量的白糖將會造成缺乏維生素、缺鈣、缺鉀等營養問題。

如果想要在甜食和健康間取得平衡，建議可以換吃紅糖會更健康。紅糖中含有較多的鐵、鈣、鉀、鎂等礦物質，不僅營養價值高，對人體內的酸鹼平衡也很有幫助。

糖的安全食用量

雖然糖對人體是不可或缺的，但食用過量卻會對健康造成危害。美國方面的研究者認為，糖的安全食用量是低於每日攝取總熱量的百分之十，而世界衛生組織則在二〇一五年三月四日公布的新版飲食指南中，建議每日的糖分攝取量為總熱量的百分之五以下，也就是不超過二十五公克，以避免引發許多文明病。

第二章

奇效紅糖

紅糖與黑糖的差別

以前，在台灣並沒有黑糖的稱呼，都是稱紅糖，後來因為日本將之稱為黑糖，在台灣才出現黑糖這個名稱。因此一般說來，我們傳統中所說的紅糖與黑糖並沒有不一樣。但後來，台糖為了因應市場需求，便區分出紅糖與黑糖的不同（但其他廠商未必有做出這樣的區別，仍是有混用紅、黑糖名稱的情況）。大致說來，台糖的紅糖比較適合用來做為廚房料理或製作甜點、糕點等食品加工使用，而黑糖則比較適合用來直接沖泡咖啡、紅茶、黑糖水食用。

台糖公司生產的黑糖是直接從甘蔗榨汁後煉製而成，完整保留下甘蔗的營養，成粉狀且有較多的雜質。紅糖則是將甘蔗榨汁後，在製作成二砂的過程中所煉製而成的成品，就營養成分來說，較黑糖為低。此外，台糖的黑糖是屬於保留甘蔗風味的含蜜糖，並沒有添加任何防腐劑以及香精。

但這只是台糖的分法，一般市面上其他廠商的製作過程不見得都是如此，有些廠商是將黑糖再次精煉結晶後製成紅糖；或是直接生產出白糖，再添加糖蜜後製成紅糖，而且並沒有嚴格區分黑糖與紅糖，之所以會有顏色上的差異只差在加入糖蜜的比例不同而已。

由於黑糖與紅糖間的界線模糊，加上市面上大部分產品也未做出區分，所以本書之後在提到紅糖時，除非特指，否則皆是兼指紅糖與黑糖二者。

紅糖的特性

紅糖又稱為天然糖或有機糖，與白糖相對，是沒有經過高度精煉、脫色的蔗糖。

紅糖的糖度在百分之八十八以上，是一種常見的食用糖。由於紅糖是沒有經過完全精煉的蔗糖，所以能保持蔗糖的天然焦香味，而且因為它的甜度、熱量都比白糖稍低，甜味的純度也不高，可是又有一股特別溫潤香醇的風味，若是用來調製飲料(例如加在咖啡或紅茶中)或製作饅頭、糕點等，不僅不會影響其他食材的味道，還能讓糕點的質地較為蓬鬆。

紅糖的精緻程度比較低，所以能保留下許多對身體營養需求與健康有益的礦物質、維生素，像是鎂、鉀、鐵、葉酸、鈣、蘋果酸以及檸檬酸等。

其中，蘋果酸與檸檬酸都是合成人體蛋白質、支援新陳代謝的基礎物質，能有助健康。

而鈣和鐵可以舒緩女性在生理期間的不適，補充體力上的耗損，降低心情煩躁，所以女性朋友在生理期來時，可以食用紅糖以幫助放鬆心情，也因此，紅糖又有「東方巧克力」之稱。

此外，紅糖中不僅含有能夠提供熱能的碳水化合物，還有人體在生長發育上不可或缺的核黃素、胡蘿蔔素、煙酸等，這些養分都很容易被人體消化吸收，所以吃紅糖可以使人快速增加活力、補充體力。

無添加化學物的紅糖既能消暑退火，又有甘蔗的營養，而且因為紅糖的屬性偏溫，傳統中也會拿來使用在溫補的藥膳上，可說是風味極佳的優質糖品。

紅糖的製作法

紅糖的原料就是甘蔗，其中約有百分之九十五的蔗糖。古時候的製糖法是將收割下來的甘蔗切碎碾壓，將壓出來的汁液去除掉泥土、細菌、纖維等雜質，然後用小火熬煮五～六個小時，其間要不斷攪拌，好讓水分慢慢蒸發掉，使糖的濃度逐漸增高。高濃度的糖漿在冷卻後會凝固成固體塊狀的粗糖，也就是紅糖。這種作法保持了甘蔗原來的營養，也使得做出來的紅糖帶有一股類似焦糖的特殊風味。

紅糖的效用

現代人一般都會擔心吃太多糖對身體不好，會控制糖的攝取量。但有的時候，若實在很想吃糖，卻又擔心糖分攝取過量時，選擇食用紅糖，就能相對減少些。

白糖、冰糖和紅糖是我們常用的三種糖。同樣的量，紅糖所含的糖分是最少的，因為它是初榨出來的糖，含糖量只有百分之九十五，剩下的都是礦物質和維生素。

紅糖的原料甘蔗中含有多種人體必需胺基酸，例如賴氨酸、蘋果酸、檸檬酸等，這些都是合成人體蛋白質、支援新陳代謝、參與人體生命活動所不可或缺的基礎物質，在促進健康上有絕對且正面的效用。

由於紅糖沒有經過精煉，能保住較多甘蔗的營養成分，也更容易被人體吸收消化，能快速補充體力、增加活力。而且紅糖的含鈣量還是白糖的一〇倍，含鐵量則是白糖的三・六倍。

隨著時下健康觀念的提升，紅糖的身價也跟著水漲船高，成了市面上的搶手貨，其原因當然就是因為它能對身體健康有很大的幫助。在中醫裡頭認為，紅糖能益氣養血、健脾暖胃、驅風散寒、活血化瘀，尤其適合產婦、兒童以及貧血患者食用。

紅糖的效用約莫可以概括為兩大特點：第一是補血，第二是活血化瘀。所以說是既補血又活血。

紅糖所含有的微量元素對人體的造血機能有很強的刺激作用，這也就是它何以能補血的原因。

女性因為有生理期，比較重視補血一事，可是有的時候，不論怎麼吃、怎麼補，似乎都補不好。這不見得是藥不好，或是身體難以吸收，而是補的方法不對。單只是補血並沒有用，正所謂「舊的不去，新的不來」，要先化掉舊的瘀血，才能產生出新血來，而紅糖正有這個作用。而且紅糖能補氣血，對產後婦女助益頗大。產後婦女多喝些紅糖水，不僅有助補氣血，也能幫助產婦盡快排出惡露。

女性平時若能多吃些紅糖，對身體是有幫助的。除了能補血活血，讓氣色變好看，加上紅糖性質屬溫，在調理一切寒涼性急病時也都能派上用場。

雖然紅糖的兩大功效就是補血活血，但它也不盡然就是專屬於女性的保養品。身體虛弱的人以及老年人吃紅糖也有補益的作用。

紅糖的好處在於其為溫補。紅糖中所含的葡萄糖釋放能量快，吸收利用率高，能夠快速補充體力。若孩童有中氣不足、食慾不振、營養不良等問題，家長們可在平時就給他們飲用適量的紅糖水。受寒腹痛、生理期來時容易感冒的人，也可以飲用紅糖薑湯來祛寒。老年體弱或是大病初癒的人，食用紅糖，能收到極佳的療虛進補作用，尤其老年人若能適量吃些紅糖還能散瘀活血、利腸通便、緩肝明目。

紅糖除了有上述的養生功效，還有強力的解毒效用。這是因為紅糖中含有一種叫作「糖蜜」的成分，這種成分能從真皮層中導出過量的黑色素，並通過淋巴組織排出體外。而且紅糖中所含有的胡蘿蔔素、核黃素、煙酸、氨基酸、葡萄糖等成分，能修護細胞，對細胞來說也有強效的抗氧化作用，使得皮下細胞排出黑色素後快速生長，更徹底達到預防黑色素的生成，並持續美白效果。

紅糖不像白糖那樣經過提純，所以跟白糖相比，紅糖不僅只是糖，還含有很多對人體有益的營養素。因此，紅糖不僅是一種調味品，品質優良的紅糖更可以直接拿來當零食吃，可是白糖則不可以。所以在平時，我們可以考慮將烹調飲食時會用上的白糖盡量改用紅糖，這樣不僅可以控制糖的總攝取量，又能利用到紅糖的營養。

總結來說，吃紅糖能獲取以下幾種效用：

一、補虛

紅糖中含有葡萄糖、果糖等多種單糖和多糖類的能量物質，能加速皮膚細胞的代謝，為細胞提供能量，所以紅糖對於年老體衰以及大病初癒的人都有很好的療虛進補作用。而且紅糖對血管硬化也能起到一定程度的治療作用，同時又不容易引發齲齒等牙科疾病。

二、補血活血

紅糖中含有葉酸、微量元素，這些物質可以加速血液循環、增加血容量的成分，刺激人體的造血功能，提高局部皮膚的營養、氧氣和水分供應。若有女性在生理期間因受寒體虛而有痛經的症狀，就可以喝些紅糖水來補血活血，同樣，產後也可以。另外在因為寒涼而腹痛時，也可以使用紅糖薑湯來祛寒。

三、保健

紅糖中所含的部分維生素以及電解質成分可以通過調節人體組織間某些物質

的濃度高低來平衡細胞內環境的水液代謝，排除細胞代謝掉的廢物，保持細胞內、外環境的清潔。此外，紅糖中所含有的多種維生素以及抗氧化物質能抵抗自由基，重建並保護細胞的基礎結構，維護細胞的正常功能以及新陳代謝。

四、護膚

紅糖中含有胺基酸、纖維素等物質，這些物質可以有效保護、恢復表皮以及真皮的纖維結構和鎖水機能，強化皮膚組織結構和皮膚彈性，同時為皮膚補充養分，促進細胞再生。此外，紅糖中所含某些天然酸類和色素調節物質則能有效調節各種色素的代謝過程，平衡肌膚內的色素分泌量以及分布情況，以減少局部色素的異常堆積。

紅糖在中醫上的營養與藥用價值

根據中醫的說法，紅糖甘甜、溫潤而無毒，能入肝、脾。功效有和中助脾、潤心肺、緩肝氣、解酒毒、補血、破瘀。主治心腹熱脹、口乾舌燥、咽喉腫痛、肺熱咳嗽、酒毒等。但是糖尿病者要禁食。

就中醫來看，紅糖性溫、味甘，有益氣補血、健脾暖胃、緩中止痛、活血化瘀的作用。但要發揮紅糖的這些功效，在吃法上也頗有講究。例如用紅糖來煮蛋，就可以讓雞蛋與紅糖的營養互補，而且因為紅糖有很好的療虛進補作用，老年人吃後會顯得面色紅潤、有精神，也有益氣健胃、溫補心肺、緩肝明目、利腸通便的效用；用紅糖和桂圓一起泡來喝，能有效改善失眠，幫助入睡；用紅糖泡人參，則有理氣，改善低血壓的效用；婦女在坐月子期間用紅糖煮水（就是一般所稱的紅糖水）飲用，可以活血化瘀、止痛、幫助子宮收縮復原，促使惡露排出。加之紅糖水所含的葡萄糖濃度較高，有利尿的作用，因此也可以減少產後尿液在膀胱滯留，避免形成泌尿系統的感染。

中醫認為，婦女在產後，身體多瘀，而且因為八脈(指督脈、任脈、沖脈、帶脈、陰維脈、陽維脈、陰蹺脈、陽蹺脈八脈)空虛，容易導致腹痛，若碰到這樣的情況，醫生常會使用生化湯、失笑散或金鈴子散配紅糖給患者服用，目的就是為了要利用紅糖「通瘀」或「排惡露」的作用來達到止痛的效果。

紅糖性溫，所以在中醫的營養學中也會將紅糖拿來做溫補之用，通過「溫而補之，溫而通之，溫而散之」來發揮紅糖的補血作用。

除了在產後，一般女性若有痛經的困擾，也可以服用紅糖。一般可以在生理期將來之前提前喝紅糖水，生理期間也要繼續喝，以持續溫暖子宮，預防、舒緩痛經。另外有些人是到了生理期快結束時才會開始痛經，這類人就不需要在經前喝，可以在生理期開始後再喝，效果會比較好。

科學研究關於紅糖的功效

甘蔗中含有多種人體的必需胺基酸（像是賴胺酸、檸檬酸等），而必需胺基酸是合成人體蛋白質、支援新陳代謝、參與人體生命活動所不可缺少的基礎物質，能有效促進健康。

紅糖通常指的是帶蜜的甘蔗成品糖，一般是指甘蔗經過榨汁，並通過簡單的處理、濃縮後所形成的帶蜜糖。

紅糖沒有經過高度的精煉，所以幾乎保留了甘蔗汁中的全部成分，不僅具備有糖的功用，還含有維生素和鐵、鋅、錳、鉻等微量元素，營養成分比起白砂糖來要高得多。因此有專家建議，若要吃糖，實應多選擇紅糖。

此外，根據香港一處皮膚研究中心的研究結果顯示，紅糖中含有大量的營養物質，這些天然的營養物質對肌膚的保健有很獨到的功效。

從科學研究方面來說，已經實驗證實的紅糖效用有以下兩點：

一、抗衰老

每一〇〇公克的紅糖中就含有九〇毫克的鈣、四毫克的鐵以及少量的核黃素、胡蘿蔔素。日本的科學研究人員從紅糖中提取了一種叫做「糖蜜」的多糖，經實驗研究証明，糖蜜具有較強的抗氧化功效，在抗衰老上能起到明顯的作用。

二、補血

相關研究證實，使用原子螢光光譜儀來檢測紅糖時可以發現，紅糖中含有十分豐富的微量元素成分，其中的部分微量元素能強烈刺激人體造血的功能。因此，對於女性來說，能補血的紅糖可說是不可或缺的滋養聖品。尤其是在生理期間，若能適量喝些紅糖水，就能對自己的身體有所幫助，促進血液循環，補充經期間流失的血液。但是在喝的時候千萬不能喝冰冷的紅糖水，若是喝到冰冷的紅糖水，將有可能會出現腹痛或經痛等問題，所以一定要溫熱飲用。此外，也盡量不要在紅糖水中添加進其他東西，單喝紅糖水即可。

善用紅糖做料理

紅糖的營養素多，雖有許多養生功效，但本質上它仍是糖，在製作料理時仍是一味調味料。

紅糖的風味獨特，又有增加色澤的作用，很適合用來製作薑湯及顏色較深的茶湯、糕點，既可以增加香氣與色澤，也能吃進營養與健康。

注重養生的人可以試著用紅糖來取代砂糖或白糖，但是在使用上要特別留意一點，一般網路上常見的說法是紅糖的甜度比白糖與砂糖高，但依據台糖的說法，白糖與砂糖的甜度其實是比紅糖高的，所以即便加入與白糖等量的紅糖，甜度也會比較低。

將紅糖煮成紅糖水來喝會比直接吃來得更容易吸收其中的營養成分，而且其補中益氣、健脾胃、暖胃的功效也更好。在早期物質不豐的年代，紅糖水是最常見又實用的養生飲品，對女性而言尤其有幫助。

例如產婦若在產後有多量的失血，體力和能量的消耗都大，在產後的七～一〇天就可以喝些紅糖水以補充能量、增加血量，好幫助產後恢復體力，而且紅糖水也能促進產後子宮的收縮、恢復、排出惡露以及分泌乳汁等。

除了對產婦很有幫助，對一般女性來說，也有助於月經的順暢。因為紅糖水可以溫暖身體，增加能量，活絡氣血，加快血液循環，月經就會排得比較順暢。若生理期過後若覺得精神不濟、氣色不好，也可以在每天中餐前喝一杯紅糖水。若是覺得不適的感覺比較嚴重，則可以在晚餐前再喝一杯，只要持續一個星期就能有所改善。

紅糖水除了單喝，也可以加入白木耳、枸杞、紅棗或是紅豆一起煮，和這些食材一起食用有利水利尿的功效，在生理其間也能有助子宮排出廢物，緩解腹脹、腰緊的症狀；將紅糖和桂圓、薑汁加在一起，則有補血的效果。

紅糖水除了可以喝，也能用於外敷，一樣具有排毒滋潤的功效。以前老一輩的人若被蜜蜂給螫傷，傷口又紅又腫，多會拿取少許濃度較高的紅糖水來塗抹在紅腫處，只要過一會兒就能減輕疼痛，紅腫也會逐漸消退。秋冬時節，皮膚若因寒冷乾燥而搔癢，也能用紅糖水來洗擦、清潔，以減輕乾癢的不舒適感。

食用紅糖的注意事項

紅糖不能下鍋煮太久，因為紅糖裡頭的礦物質含量豐富，容易產生化學反應。尤其是使用鐵鍋時，更容易產生化學反應。若要使用紅糖入菜來烹調食物，要注意，在鍋裡的加熱時間不要太長，所以在起鍋時放會比較好。由於紅糖不適宜久煮，用來做涼菜會比較適合。而且生拌涼菜多偏寒涼，也可以用紅糖來暖胃。

另外要注意的是，紅糖是溫性的，體質屬於熱性的人要慎用，若是吃多了容易生溼熱。一年四季中，春季時也要少吃紅糖。

雖然紅糖的營養豐富，對女性、老年體弱或是大病初癒的人都有極好的療虛進補作用，但要注意，紅糖含的雜質較多又容易滋生細菌，所以不適宜直接食用，建議最好是用煮沸的熱水沖化來喝比較好。

一般人一天食用紅糖的量建議以三〇克為限，若吃得過多，恐會影響食慾和腸胃的吸收。在中醫古籍中就有記載，紅糖吃多了助溼，也會損傷脾胃，導致腹脹。所以脾虛的人一次不能吃得太多，有痰溼或溼熱的人也不宜多吃。罹患有糖尿病的人或是有高血糖的老年人最好避免服用，而有肥胖及高血脂症的人則要留意食用的量。

老年人則建議每天的攝取量為二十五克左右，但陰虛內熱者不宜多吃；若是老人家有便祕、口舌生瘡的症狀，為了防止上火，可以改吃冰糖。至於在服藥時，也不宜用紅糖水來送服。

此外，紅糖也不宜與牛奶一起服用。因為紅糖含有一定量的草酸，會讓牛奶中豐富的蛋白質產生凝膠或沉澱，既容易引起腹脹，也會影響人體對鐵、銅等微量元素的吸收。

而且牛奶中除了有豐富的蛋白質還有多量的鈣，這兩者若和含有草酸的紅糖一起吃，鈣就會和草酸發生反應，產生出不會溶解於水的草酸鈣。這麼一來，人體將無法好好吸收、利用牛奶以及紅糖中的營養物質，反而容易發生腹瀉、頭髮乾燥等情況，所以要儘可能避免紅糖與牛奶一同食用。

紅糖的選購與保存

在選購紅糖時要注意，最好能選擇呈晶粒狀或是粉末狀的，要乾燥而鬆散、不會結塊或成團，沒有雜質。優質的紅糖顏色偏暗紅，色澤光亮，沒有霉變，嚐起來有濃濃的甜味。紅糖溶於水後，若該水溶液清晰，沒有沉澱，也沒有懸浮物，該紅糖就屬優質品。相反地，若是有結塊或是受潮融化的就是次級的紅糖，更甚的是，若糖水溶液中有雜質、沉澱物或是懸浮物的就是劣質的紅糖。

在保存上，由於紅糖容易吸收其他的味道，所以要避免和氣味濃烈的調味品放在一起。最好能放在玻璃或是陶製的容器中，保存在陰涼乾燥處。

第三章

各式紅糖
養生食譜

紅糖水

材料

紅糖　　適量

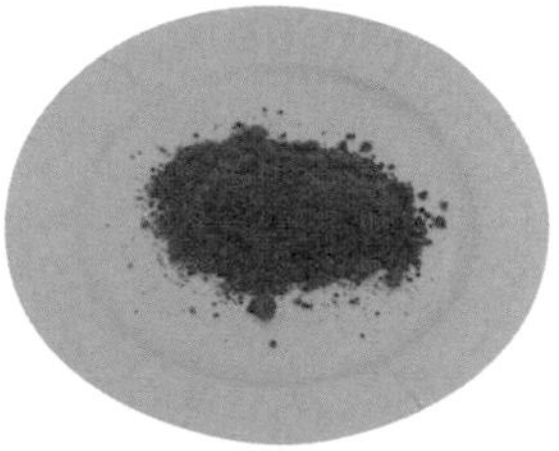

紅糖

作法

取適量紅糖放入杯中以熱水沖開即可。

效用

1 補中益氣，補血補體力。
2 保健脾胃、肝臟。
3 預防便祕。
4 促進產後子宮收縮，惡露排盡。

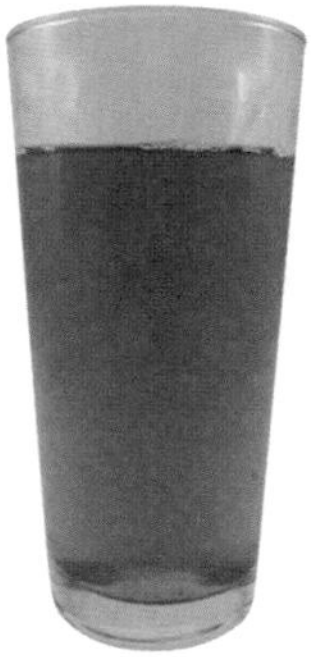

紅糖水

紅糖水就是用熱水沖開紅糖後的水。飲用適量的紅糖水對身體有益，發揮補血作用。

紅糖的好處在於它的溫補效用，而且紅糖中含有的葡萄糖能快速釋放能量，吸收利用率高，能迅即補充體力。一般可用來改善中氣不足、食慾不振、營養不良、散瘀活血、利腸通便。若以紅糖水配上薑汁服用，對受寒腹痛，生理期來時容易感冒的人，也能有很好的祛寒效用。

紅糖雖有諸多養生功效，但比起直接食用紅糖，將紅糖煮成紅糖水會更容易吸收其中的營養成分，特別是在補中益氣、暖胃健脾上，可以說紅糖水是從前常見又經常食用的養生飲品。

紅糖水對女性而言尤有很大的幫助，例如能幫助女性月經順暢。因為紅糖可以溫暖身體、增加能量、活絡氣血、加快血液循環，所以月經也會排出得比較順暢。若是生理期結束後覺得精神差，氣色不好，飲用紅糖水也能有助改善這樣的情況。此外，產婦於產後失血多，體力、能量都消耗極大，也能喝點紅糖水來補充能量、增加容血量，以利產後體力恢復，促進產後子宮收縮、恢復及排出惡露、分泌乳汁等。因此，有句老話說「女子不可百日無糖」，此處所指的糖就是紅糖。

除了養生保健，紅糖還有美容的功效。紅糖中有一種成分叫「糖蜜」，糖蜜有很強的解毒功效，可以將過多的黑色素從真皮層中導出，透過淋巴組織排出體外。而胡蘿蔔素、核黃素、胺基酸、葡萄糖、菸鹼酸等成分則對細胞有強效的抗氧化及修護作用，能幫助皮下細胞在排除黑色素後迅速生長，徹底達到預防黑色素生成、持續美白的效果。

備註

①紅糖水盡量不要在睡前喝，以免糖類都累積儲存在體內。

②飲用紅糖水要適量，若長期大量飲用，可能會導致糖尿病、肥胖、齲齒。

③陰虛火旺，肥胖痰溼的人不宜食用紅糖。

中醫師的小提醒

中醫文獻提出，口服紅糖水可預防產後尿瀦留*，產後立即給一〇%紅糖水五〇〇毫升口服，溫度為三十九～四十度，在五～一〇分鐘內服完；兩小時內小便未解、無尿意，並且膀胱不脹者，重複給一〇%紅糖水五〇〇毫升口服。結果，百分之九十九的產婦在產後六小時內皆能順利排尿。

由於紅糖水中葡萄糖濃度高，有利尿作用，使膀胱內尿液快速增加，提高了刺激膀胱神經的強度和時間變化率，易引起膀胱神經與奮產生排尿反射，可以減少產婦膀胱內尿液的瀦留，同時避免泌尿道感染。

需要指出的是，紅糖對產婦而言，並非多多益善，一般應在產後七～一〇天服用。如果長期連續不斷地食用紅糖，反而會導致惡露增多，甚至發生缺鐵性貧血等病症。

*註：產後尿瀦留，產後六到八小時膀胱有尿而不能自行排出者稱為產後尿瀦留。它是產科常見的併發症之一，其危害在於影響子宮收縮，導致陰道流血增多，亦是造成產後尿路感染的重要因素。

生薑紅糖水

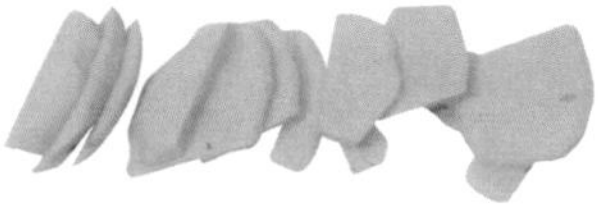

薑片

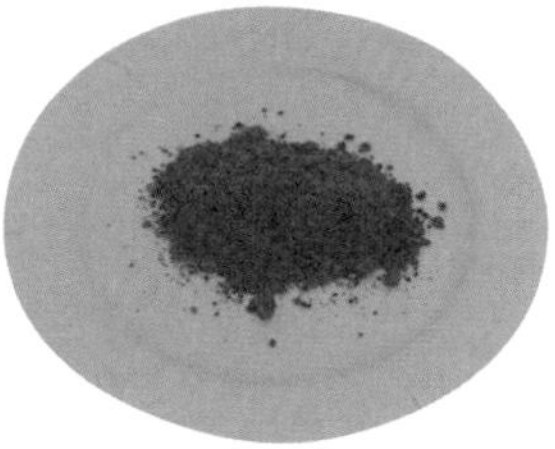

紅糖

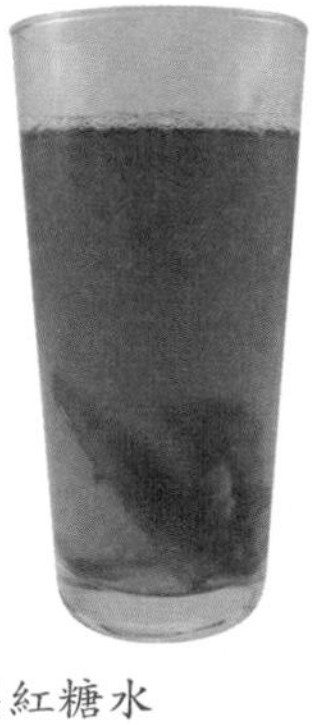

生薑紅糖水

材料

生薑　三~四片
紅糖　適量
（建議為半湯匙）

作法

1 將薑片與適量的紅糖放入鍋中煮沸。
2 一日飲用二～三次即可。

效用

1 暖胃開胃，改善胃寒。
2 防治風寒感冒，消除頭痛鼻塞。
3 溫暖子宮，治療痛經。
4 祛寒除溼，去水腫氣脹。
5 補中益氣，健脾止吐。

中國自古以來就會使用薑來祛病保健。最早在春秋時代，孔子就曾說過一年四季不離薑（「不撤薑食，不多食」《論語・鄉黨》）。在藥用方面，現存最早的中藥專著《神農本草經》中也有提到薑的功效：「乾薑，味辛溫，主胸滿，咳逆上氣，溫中止血、出汗、逐風；溫脾，腸辟下痢。」而一般民間也有「冬吃蘿蔔夏吃薑，不勞醫生開藥方」的說法。

生薑性溫，其特有的「薑辣素」會刺激胃腸黏膜及胃液的分泌，使胃、腸道充血，興奮腸道，增強消化能力、增進食慾，在治療吃了過多寒涼食物所引起的腹脹、腹痛、腹瀉、嘔吐等都很有效用。

吃了生薑後，血管會擴張，血液循環會加快而促使人體身上的毛孔張開，所以身體會有發熱的感覺。這樣不僅可以帶走多餘的熱，還可以一併帶走體內的病菌、寒氣。因此，若是吃了寒涼的食物，或是淋到雨受寒，或是在冷氣房裡待久後，都可以吃點薑來排除體內的寒氣，消除因為寒涼所造成的各種不適。

此外，生薑還含有薑醇等油性的揮發物以及薑辣素、維生素、薑油酚、樹脂、澱粉、纖維和少量礦物質等營養成分。

生薑味辛而散溫，有益於脾胃，可用來溫中、降逆、止嘔、除溼、祛痰；生薑汁也有同樣的效用，尤其在改善胃寒上的功用最是強大。現代醫學研究則表明，生薑具有稀釋血液，降低膽固醇以及清除自由基的抗衰老功效。

使用薑時特別要注意的一點是，腐爛的生薑中含有有毒物質黃樟素，這類物質會對肝臟產生劇毒，所以若薑出現了腐爛就一定要丟棄，不能再食用了。

備註

①生薑紅糖水只能用來治療風寒感冒或淋雨之後有胃寒、發熱的患者，不適用於暑熱感冒或風熱的患者。

②生薑紅糖水可因添加入不同的藥材、食材而有不同的功效，例如加入大蒜可緩解咳嗽，加入大蔥可祛寒發汗等。

中醫師的小提醒

生薑紅糖水具有發汗解表，去除風寒的功效。尤其適合在剛開始出現感冒症狀時飲用，能舒緩發熱惡寒，頭痛或身體酸痛症狀。

薑汁紅豆薏仁湯

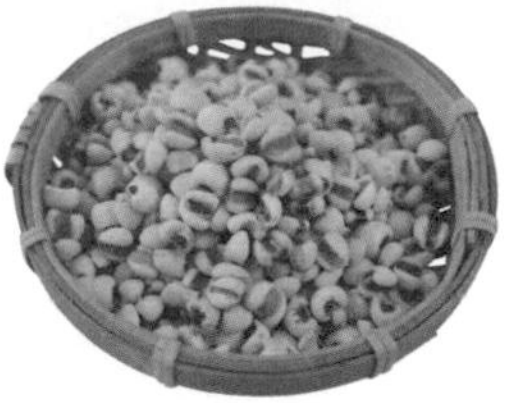

薏仁

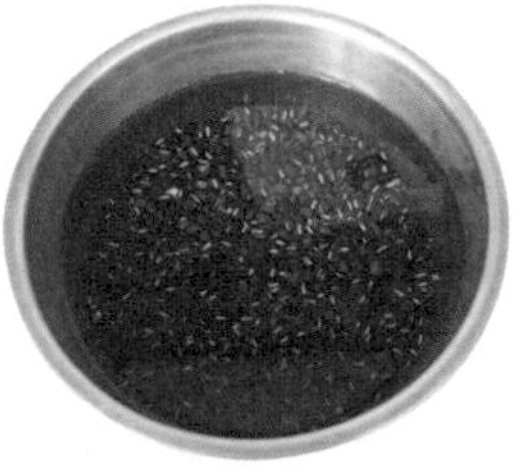

紅豆泡水

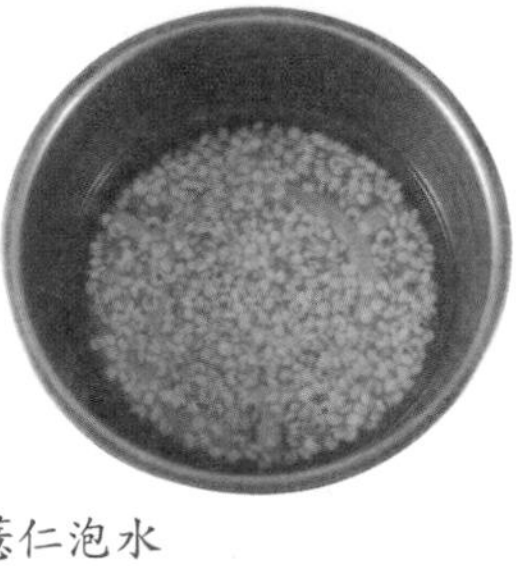

薏仁泡水

材料

紅豆　六〇克
薏仁　三〇克
紅糖　適量
薑汁　適量

作法

1 分別洗淨紅豆、薏仁後，各自泡水一個晚上。
2 將洗淨、泡好的紅豆與薏仁加水放入鍋中後用電鍋煮。
3 等紅豆、薏仁煮熟後再加入紅糖。
4 最後加入適量的薑汁。

效用

改善著涼感冒、體內有寒、胃中寒痛、食慾不佳、怕冷等症狀。

中醫認為，紅豆性平、味甘酸、無毒，主要可以用來去水腫、去腳氣、健脾益腎、清心養神，有滋補強壯，健脾養胃，利水除溼，清熱解毒，通乳汁和補血的功效，特別適合給有水腫的病人做為食療用食物。

紅豆中含有豐富的鐵質，有補血的作用。多吃紅豆不僅可以補血、促進血液

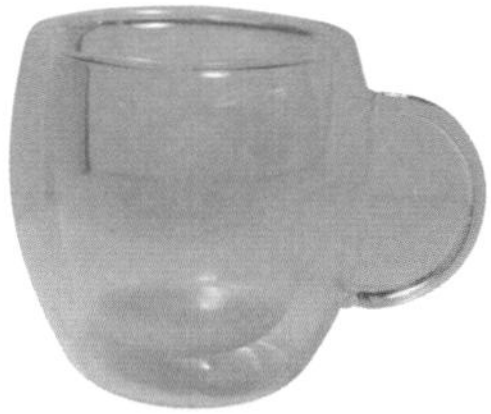
薑汁

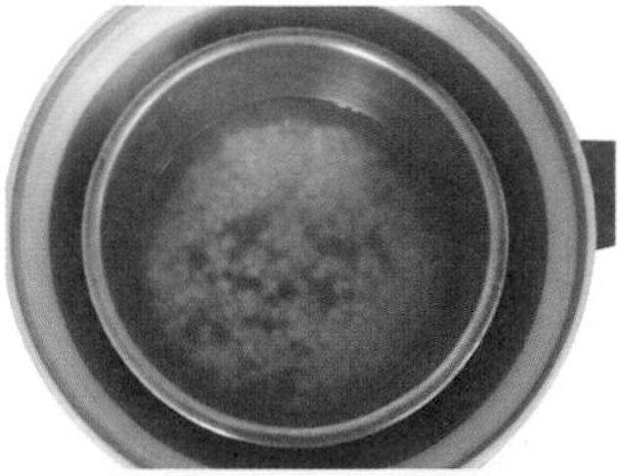
把薏仁、紅豆放入電鍋中煮

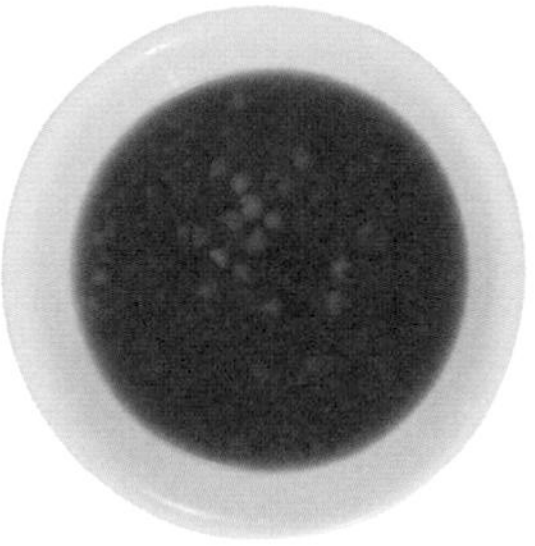
薑汁紅豆薏仁湯

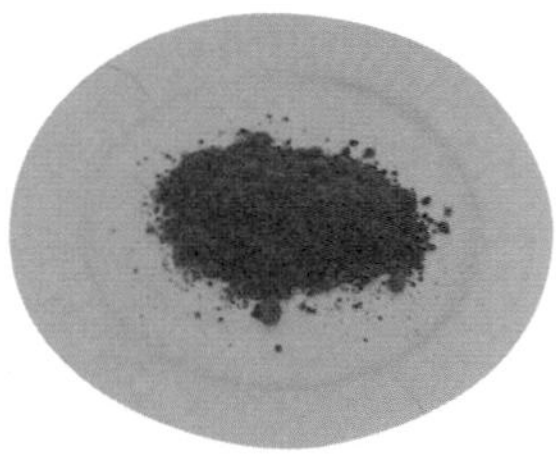
紅糖

循環還能增強抵抗力、強化體力，尤其對女性而言，紅豆更是生理期間的滋補佳品。不過，紅豆雖然有補血的效用，但要注意，若是因為缺乏維生素 B_{12} 所導致的貧血，那麼就算吃再多的紅豆，也不見得能收到良好的效果。

經現代研究發現，紅豆中含有一種皂苷類物質，能促進排便與排尿，對因心臟病或腎臟病所引起的水腫有輔助治療的作用。此外，紅豆也能促進活化心臟血管、利尿，若是有低血壓、容易疲倦、怕冷的人，常吃紅豆能有效改善這些不適的現象。

薏仁為一種禾穀類植物，既能入藥，也能入菜，還能做成甜點來吃。

薏仁的營養價值很高，有「世界禾本科植物之王」以及「美白的平民天后」的美譽。薏仁很易於吸收，熱量又不高，可以當作主食吃，用來煮粥、做成湯品喝都行。尤其是在夏秋兩季，若和冬瓜一起煮湯來喝，既能佐餐食用，也能清暑祛溼。

薏仁的營養豐富，對久病體虛、處於病後恢復期的患者以及老人、產婦、兒童來說，都是很好的藥用食物，不論是用來滋補還是治病，作用都比較緩和，能經常食用。但要注意的是，薏仁的性微寒，若是體質比較虛寒的人或是在生理期間的女性都要避免食用。

根據研究結果得知，薏仁裡頭所含薏仁酯這種成分不單具有滋補作用，而且還是一種抗癌劑，可用在治療胃癌以及子宮頸癌上。而薏仁根裡頭所含的薏仁醇，除了有上述薏仁酯的作用，還有降壓、利尿、解熱和驅除蛔蟲的效果，適合用來輔助治療高血壓、尿道結石、尿道感染、蛔蟲病等。

薏仁的主要成分有蛋白質、維生素 B_1、B_2，綜合而言，其主要的效用可歸結如下：

一、有健脾去溼、舒筋除痺、清熱排膿、利水消腫等功效，很常作為利水滲溼的用藥。

二、防止掉髮，給予頭髮營養，使頭髮光滑柔軟。

三、薏仁中含有豐富的蛋白質分解酵素，能軟化皮膚角質，使皮膚光滑，減少皺紋，消除色素斑點。長期服用對皮膚贅疣也很有療效。

（備註）

紅豆、薏仁要先浸泡再煮才會軟爛，若不浸泡而是直接煮兩遍，雖依舊能煮軟，但容易導致營養流失。

第三章　各式紅糖養生食譜

紅糖紅豆湯

材料

紅豆　五〇公克
紅糖　一五公克

作法

1 將紅豆洗淨後浸泡一晚。
2 將泡好的紅豆拿去電鍋煮。
3 紅豆煮好後再加入適量的紅糖煮到紅糖完全溶化即可。

效用

1 緩解經期不適，減少疼痛。
2 利水利尿。

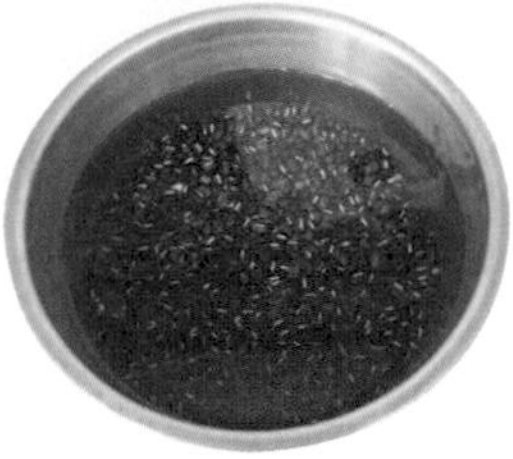
紅豆泡水

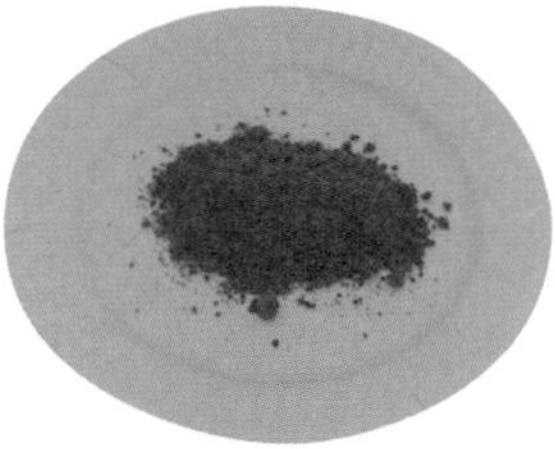
紅糖

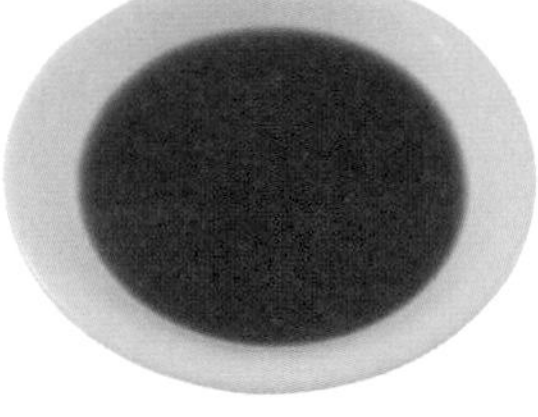
紅糖紅豆湯

紅豆的性平，味甘、酸，歸心、小腸經，有著健脾利水、解毒消癰、清心養神、解熱利溼的作用。

在中國傳統醫學中，紅豆主要可用來消水腫、去腳氣、健脾，配合各種不同食材能發揮出各種不同的食療作用。例如和冬瓜同煮有利消水腫；和薏仁同煮可以治療腹瀉也有加強消水腫的效果；和蒲公英、甘草一起煎成湯則能治療腸痛等。

中醫裡頭一般認為，紅豆除了有消水腫也有輕身的功效，很適合各類型水腫的人食用，例如有腎性水腫、肝硬化腹水、營養不良性水腫的患者等。另外像是夏天因天氣悶熱，有些人也會因此出現水腫的現象，此時若能喝些紅豆湯，對於消除水腫也有很好的療效。

就營養學方面來看，紅豆富含鐵質、葉酸等營養成分，有利尿、消水腫、排水、補血、改善血液循環、使氣色紅潤等作用。

此外，紅豆的膳食纖維與皂角苷含量也很豐富，能刺激腸胃蠕動、潤腸通便，若有排便不順問題的人，適量攝取紅豆能有助改善便祕，而且膳食纖維還能降血壓、降血脂、調節血糖、解毒抗癌、預防結石、健美減肥。而皂角苷則有很好的利尿作用，能解酒、解毒，對心臟病、腎臟病和水腫都很有益。

除了上述的營養成分，紅豆還含有多量的葉酸。葉酸又名維生素B_9，是細胞分裂、合成蛋白質以及形成DNA與RNA的重要養分，在嬰兒發育或是懷孕這類細胞快速分裂和生長過程中尤其起到有重要作用。由於葉酸對於形成神經管有重要作用，所以孕婦若能攝取到足夠的葉酸，對胎兒的正常發育將很有幫助，但若是在懷孕期間缺乏葉酸，將有可能會影響到胎兒的神經系統發育。

紅糖在中醫藥的典籍中記載著是由甘蔗汁提煉而成，性味甘溫，能緩中補中，活血和瘀，促使產後排出惡露，也能緩和痛經。在中醫的臨床上，最常應用在治療脾胃虛弱、腹痛嘔穢、婦女血虛、月經不調、婦女產後惡露不盡，以及腹痛等。

由於紅糖味甘溫，所以對這種虛寒症型所導致的月經排出不順、延後結束等症狀，都有不錯的效果。

紅糖能活血，紅豆能補血，兩者對女性來說都是非常好用的養生食品，所以生理期前後或生理期時喝些紅糖紅豆湯，將能有助緩解虛寒型的痛經（也就是生理期來時肚子悶痛的不適感），減少疼痛，讓經期更順。而且這種自然的食療法既無副作用，效果也不比用藥物控制來得差，實在很值得一試。

備註

若是生理期來時容易長痘子、口乾、口破的人則比較不適合吃這道湯品。

中醫師的小提醒

紅糖紅豆湯具有改善貧血、腳氣病、消炎、消腫功效，婦女月經來時或前後食用，能幫助經期更順暢並減少疼痛。坐月子時食用則能幫助產婦強心利尿，消除水腫。

溫經湯漿

材料

紅花　二公克
香附　三公克
紅糖　一〇公克

作法

將所有材料加三五〇毫升的冷水放入鍋中，以小火煮至水滾後即可。

效用

1 補血以及補充鎂、鈣等礦物質。
2 舒緩腹部的脹痛不適。

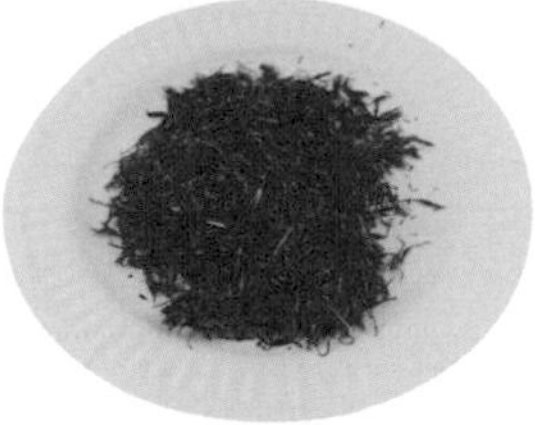
紅花

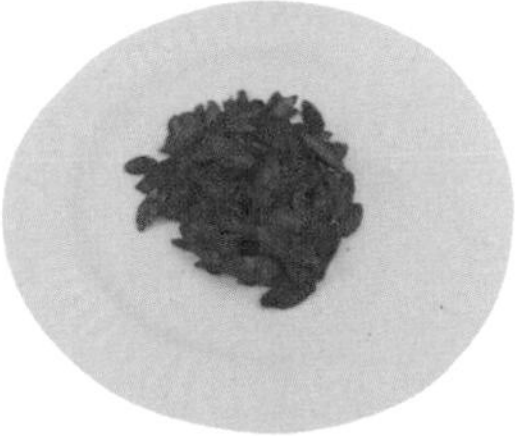
香附

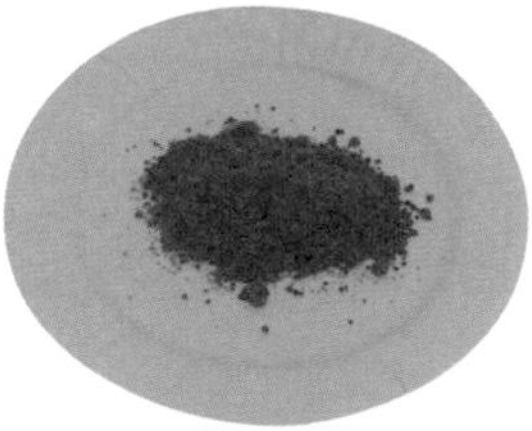
紅糖

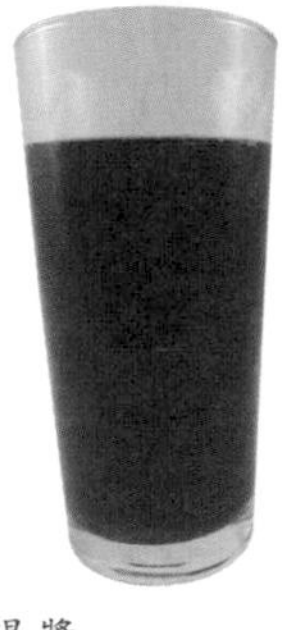
溫經湯漿

紅花別名草紅、刺紅花、杜紅花、金紅花，是中國著名的傳統醫藥，主要是將乾燥的花拿來入藥。在中國的草本學相關文獻古籍中都有記載著關於紅花的使用以及功效，例如《本草衍義補遺》*中說：「紅花，破留血，養血。多用則破血，少用則養血。」《本草綱目》則說紅花能：「活血潤燥，止痛，散腫，通經。」

大致說來，紅花含有紅花甙、紅花醌甙以及新紅花甙，具有活血通經、化瘀止痛、改善心肌缺血、破血、活血、消腫的作用，主要可用來治療女性的月經不調、跌打損傷、關節痠痛、冠心病等。

自古以來，紅花都是作為藥材和染料植物被栽培著，直到近年來才成為備受矚目的油料作物。

紅花的果實稱為白平子，含有紅花子油，其中所含油分為百分之三十五～四十七，比大豆要高。油的碘值為一二〇～一五二；脂肪酸中含有豐富的亞油

*註：《本草衍義補遺》，元代朱震亨所著之本草學著作。

酸、油酸、豆蔻酸以及棕梠酸等，還有多量的維生素E。其中亞油酸的含量高達百分之八十四，是所有食用油中含量最高的。而亞油酸有降低血脂和血清膽固醇，防止動脈粥樣硬化的作用。至於在醫藥上，紅花油則被廣泛用來作為抗氧化劑以及維生素A、D的穩定劑。

香附原名「莎草」，最早的記錄出現於《名醫別錄》*1中，《新修本草》*2中始稱其為香附子。

香附的性平、味辛、微苦，歸肝、脾、胃經，有理氣解鬱，調經止痛的功用。主要可以用來治療因氣鬱滯所產生的胸、脅、脘腹脹痛，消化不良，寒疝腹痛，乳房脹痛，月經不調，閉經痛經等。

在中國的傳統古籍中對於香附的藥用記載如下：

《湯液本草》*3：「香附子，益血中之氣藥也。方中用治崩漏，是益氣而止血也。又能化去凝血，是推陳也。與巴豆同治泄瀉不止，又能治大便不通……。」

《本草經疏》*4：「莎草根，治婦人崩漏、帶下、月經不調者，皆降氣、調氣、散結、理滯之所致也，蓋血不自行，隨氣而行，氣逆而鬱，則血亦凝澀，氣順則血亦從之而和暢，此女人崩漏帶下，月事不調之病所以咸須之耳。」

《本草正義》*5：「香附，辛味甚烈，香氣頗濃，皆以氣用事，故專治氣結為病。」

*註1：《名醫別錄》，為魏晉名醫所集錄的本草學專著。

*註2：《新修本草》，又稱為《唐本草》，為唐朝蘇敬等人所撰，是世界上第一部由國家所頒布的藥典。

*註3：《湯液本草》，元王好古撰，為一深入探討藥物的本草學專著。

*註4：《本草經疏》，明繆希雍著，為一藥物學著作。

*註5：《本草正義》，清末民初張山雷所著，為張山雷於中醫學院任教時所編之教材。

除了從中醫學的觀點可以得知香附可用於肝氣鬱結的胸脇以及胃腹脹痛、月經不調、小腹脹痛、止嘔吐、安神、穩定情緒外，就科學研究證明來看，香附對子宮肌張力則有弛緩的作用，而且香附所含的油也有微弱的雌激素作用。香附的塊根有抗菌作用，其提取物能抑制某些真菌、保護支氣管，預防支氣管痙攣、可緩慢降血壓，效果能持續半小時～一小時。

香附因含有生物鹼、黃酮、苷類、酚類等與強心有關的有效成分，所以有強心以及減慢心率的作用。此外還有鎮痛、麻醉、解熱、降溫等功效。

備註

①生理期間可連喝三天。

②孕婦與月經過多者要禁用紅花。

紅糖薑棗茶

材料

紅糖　一五公克
生薑　三～四片
紅棗　六粒

作法

1 將生薑片、紅棗洗淨後放入鍋中加水六〇〇毫升去煮。
2 水滾後轉小火煮二〇分鐘，接著加入紅糖，煮至紅糖溶化即可。

效用

1 暖胃祛寒，改善寒性胃痛。
2 補血調經，緩解生理痛，排除惡露。

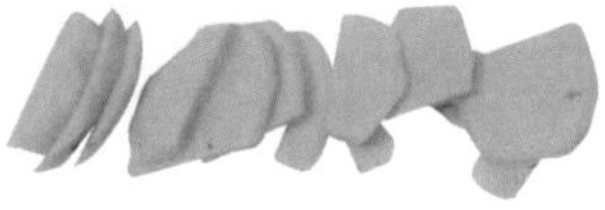

薑片

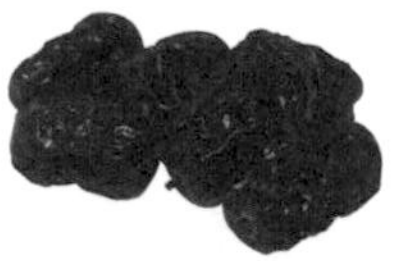

紅棗

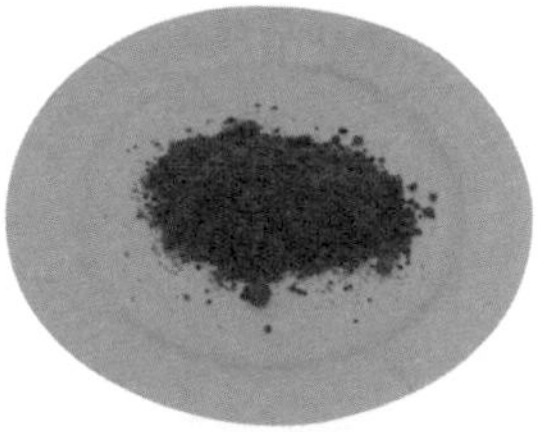

紅糖

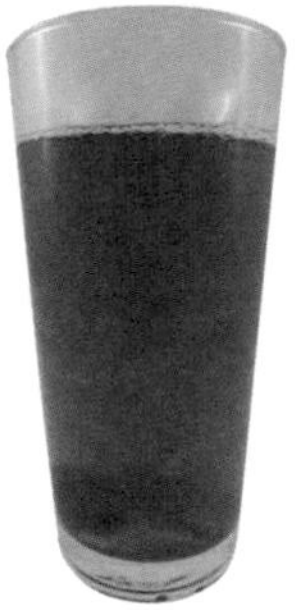

紅糖薑棗茶

紅棗又名大棗，自古以來就被列為五果（桃、李、梅、杏、棗）之一。紅棗的維生素含量非常高，尤其是維生素C，更是高居水果之冠，洗淨後直接生吃，美容養顏的效果最是顯著。

俗諺有云：「每天三顆棗，百歲不顯老」，紅棗除了可以養顏防老，也常被當作中藥來使用，有護肝、補氣養血、防掉髮以及強筋健骨等作用。

除了維生素C，紅棗還含有蛋白質、脂肪、醣類、維生素B、食物纖維、有機酸、胡蘿蔔素、鈣、鐵等礦物質，是女性不可或缺的美容補血聖品。同時，紅棗中豐富的環磷酸線苷有擴張血管的功效，能改善男性的勃起功能。

紅棗的養生功效可總結為以下四大項：

一、保護肝臟，促進肝臟排毒。紅棗中所含有的醣類、脂肪、蛋白質能促進肝臟合成蛋白，增加血清蛋白含量，調整白蛋白與球蛋白的比例，是保護肝臟的營養劑。而三萜類化合物能抗疲勞、抑制肝炎病毒的活性，所以能健脾養肝。

二、美容護膚。紅棗中的維生素B可以促進血液循環，讓皮膚與毛髮光亮潤澤，皮膚更加健康美麗；維生素C則能參與體內的生理氧氣還原過程，防止黑色素在體內沉積，有效減少斑點以及黑色素的生成，並改善毛細血管壁的功能；鐵質可以幫助造血功能，大量的環酸線苷除了能增強造血功能，增加紅血球含量，還能調節人體新陳代謝，使細胞迅速生成，加速清除老死細胞，所以常吃紅棗能增加皮膚彈性，修補皮下組織，讓肌膚變得光滑細緻，臉色紅潤。

三、養血補氣，防治骨質疏鬆症。紅棗中富含鈣和鐵，自古以來就被用來補氣養血，對防治骨質疏鬆和貧血有重要的作用。經現代研究也發現，紅棗能增強血中含氧量，滋養全身細胞，活絡氣血，除了能夠養血安神、滋潤肌膚，更可以增強免疫力，改善貧血，舒緩煩燥不安的症狀。

四、強健筋骨兼壯陽。紅棗富含環磷酸線苷，環磷酸線苷有擴張血管的作用，既能改善心肌的營養，也能改善腎臟的供血量。中醫認為，男性多吃紅棗能有助於強健筋骨，改善勃起功能。所以對男性而言，紅棗可說是補腎的佳品。

五、控制血壓。紅棗中含有蘆丁，這種物質可以軟化血管，進而降低血壓，所以能有效防治高血壓。

備註

體質為熱性的人不適宜飲用過多。

益母草紅棗桂圓茶

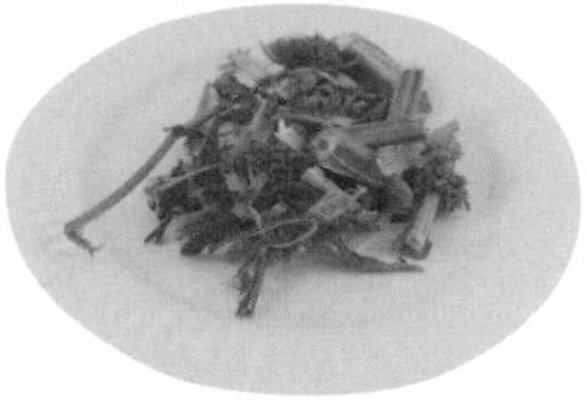

益母草

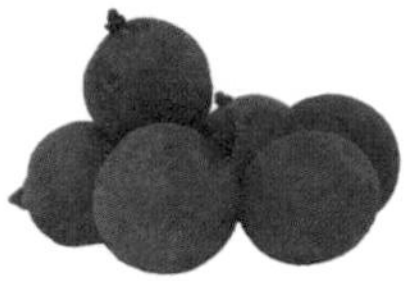

桂圓

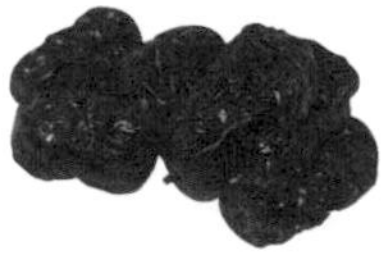

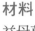

紅棗

材料

益母草　一兩（約三七・五公克）
桂圓　五錢（約一八・七五公克）
紅棗　五錢（約一八・七五公克）
紅糖　一匙

作法

1 將益母草加入兩碗水，用中火煮開。
2 放入桂圓和紅棗，持續煮到桂圓像花開一般
3 放入紅糖拌勻。

效用

本湯品能止血、排瘀，調經、去血塊，能改善拖得過長的生理期，以及瘀血腹痛等的生理期不適。

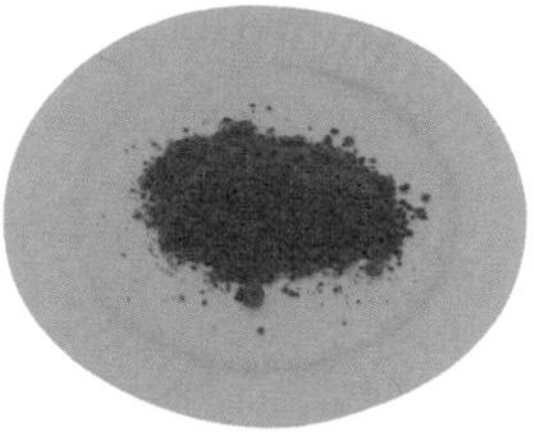

紅糖

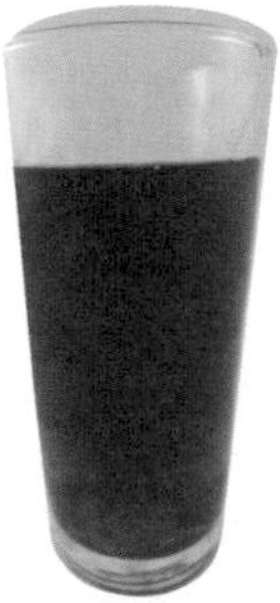

益母草紅棗桂圓茶

益母草原稱為「茺蔚」，最早見於《神農本草經》*。《本草綱目》中說：「其功宣於婦人及明目益精，故有益母、益明之稱。」指的是這種草因善治婦科諸病，所以才會有益母草的名字。除了益母草，另外還有坤草、野麻、九重樓、野天麻等稱呼。

在中醫學中認為，益母草味苦、辛，性微寒，入心、肝、膀胱經，具體功效有如下兩種：

一、活血調經。益母草能活血調經，祛瘀止痛，常用來治療婦女胎前、產後

*註：《神農本草經》，現存最早的中藥學專著，作者不詳，約成書於秦漢時期。

的各種疾病，是婦科中的主要用藥。多用在治血瘀經閉、痛經、經行不順、產後惡露不下、產後腹痛等。

二、利水消腫。益母草有利尿消腫的功效，而且還有活血化瘀的作用，尤其適宜於因水瘀互阻的水腫，這是因為氣、血、水三者往往會互相影響而形成水腫，而活血就可利於行水，所以益母草既可用來治療水腫，也能治療小便不利。

至於現代藥理研究則發現，益母草主要含有益母草鹼、水蘇鹼、益母草定等生物鹼，還有多種微量元素，例如能增強免疫細胞活力、緩和動脈粥樣硬化發生以及提高人體防禦疾病功能體系作用的硒；能抗氧化、防衰老、抗疲勞、抑制癌細胞增生的錳。從這方面看來，益母草還有能夠養顏美容、抗衰防老的功用。

桂圓又名龍眼，除了是常見的水果，也是可用來滋補入藥的藥品。新鮮的桂圓能當水果吃，而曬乾的桂圓則可作為藥用，有補益心脾，養血安神的功效，是一味補血安神的重要藥物。

早在《神農本草經》裡就有對桂圓的記載，其內容是：「久服強魂、聰明、強身不老，通神明。一名益智。」而在《本草綱目》中也提到：「龍眼味甘，開胃健脾，補虛益智。」可見，桂圓自古以來就被視為是滋補的良藥，具有開胃健脾、養血安神、壯陽益氣、補虛長智的功效。

而且桂圓跟一般屬性偏涼的水果不同，它是味甘、性溫的，尤其經乾燥後，溫性會更強，可以入脾、胃經，有補血、益智的功效，所以一般在中醫臨床上多會拿來治療心血不足、思慮過度，以及因為心、脾虛損所造成的心悸、健忘失眠、食少體倦、便血崩漏或是貧血等症狀。此外，女性若是因氣血不足而造成經血量過少，或經血總是滴答不停，也可以吃龍眼乾來改善。用在產後的調補上也很適宜。

根據現代化的檢測後發現，桂圓肉裡頭含有粗蛋白質、粗脂肪、葡萄糖、維生素、蔗糖、鈣、磷、鐵以及有機酸等物質，營養非常豐富。桂圓之所以能有養血、補氣血的功效，就是因為其富含多量的葡萄糖、蔗糖、蛋白質和鐵質，可以在提高熱能、補充營養的同時促進血紅蛋白再生，進而達到補血的效果。經現代藥理研究更證明，吃桂圓能有延年益壽、增強記憶、消除疲勞、增強血管彈性、使血管保持良好功能的效用。

若有經痛困擾的女性，除了可以喝紅糖水，還能另外再加入龍眼乾以及紅棗。紅棗跟龍眼乾都有補腎的功效，就中醫的觀點來看，腎主泌尿、生殖，所以吃紅棗跟龍眼乾不僅能照顧好膀胱，也能溫暖子宮，舒緩生理期間的不適。

備註

①本品可於生理期開始前三~四天起，早晚各喝一次，直到生理期結束。要趁溫熱時飲用。
②益母草類藥物容易引發流產，孕婦不能服用。
③新鮮桂圓吃多了容易上火，一般入藥、治病用的多是乾燥後的龍眼乾。
④糖尿病患者不建議食用桂圓。

⑤桂圓性甘溫，孕婦食用後不僅未能達到滋補效用，反而容易出現流產症狀，所以孕婦也不宜食用桂圓。

蘋果枸杞紅糖小米粥

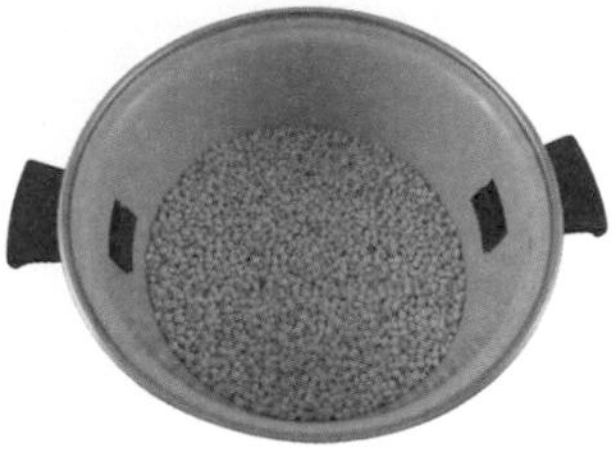

小米

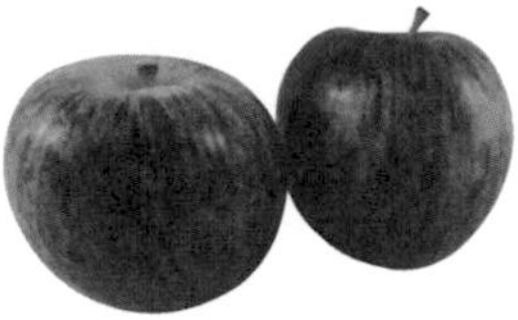

蘋果

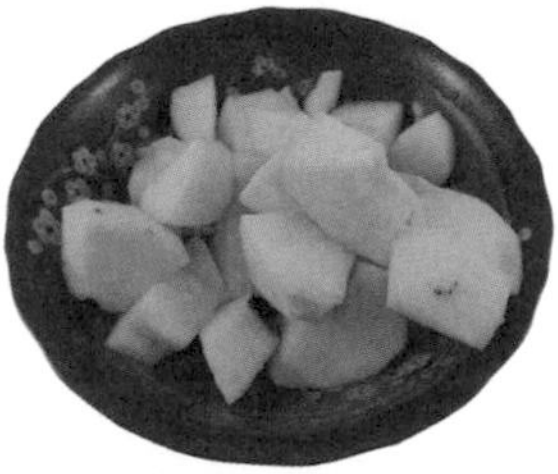

蘋果切塊

材料

蘋果　一個
小米　五〇公克
紅糖　適量
枸杞　適量

作法

1 將小米用清水洗淨。
2 將蘋果去皮切成塊。
3 將小米和蘋果加入適量清水放入鍋中，以大火煮開後再轉小火煮二〇分鐘。
4 加入枸杞和紅糖。
5 繼續用小火煮一〇分鐘即可。

效用

1 清熱祛溼，解暑消渴。
2 寧心安神，幫助睡眠，改善神經衰弱。
3 健脾養胃，止瀉止痢。
4 輔助治療心血管疾病。
5 益氣減肥。

蘋果是一般常見水果之一，有益胃、生津等功效，有些科學家及醫生稱蘋果為「全方位的健康水果」。

蘋果之所以會被稱為全方位的健康水果，是因為它含有以下多種營養：

（一）蘋果酚。蘋果中所含有的蘋果酚很容易被人體所吸收，而蘋果酚的功效有抗氧化、消除異味、預防蛀牙、抑制黑色素的生成、抑制活性氧的產生，進而預防因活性氧所引起的各種生活習慣病、控制血壓、抑制過敏反應等。

（二）蘋果酸。蘋果中含有十七種胺基酸，其中七種是人體所必需，卻又無

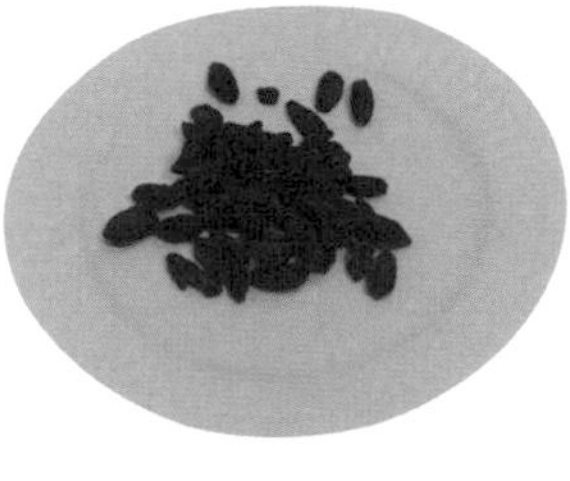

枸杞

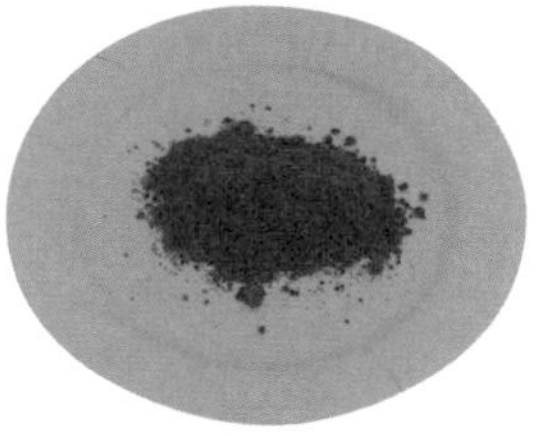

紅糖

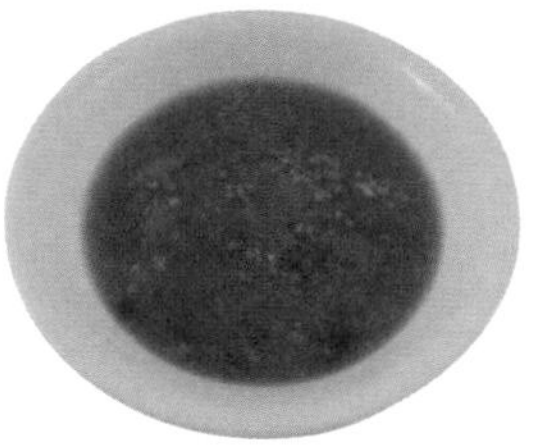

蘋果枸杞紅糖小米粥

法自行合成的。而且蘋果酸也能夠穩定血糖，預防老年糖尿病。

（三）維生素H。維生素H又稱為生物素、維生素B_7、輔酶R，屬於維生素B群之一，也是水溶性維生素。維生素H是合成維生素C的必要物質，是脂肪和蛋白質進行正常代謝時不可或缺的物質，也是維持人體機能和自然成長時必須的水溶性維生素，由於這類維生素無法經人工合成，所以對於維持人體正常成長、發育、健康而言，是非常重要的物質。同時，維生素H也有防止白髮、脫髮，以及維持皮膚健康的作用。

（四）果膠。果膠是一種水溶性的食物纖維，能減少腸內惡菌，幫助益菌繁殖，也能促進腸胃蠕動，協助排放出累積在腸胃道中的鉛、汞及有害物質，清除體內代謝垃圾，排出毒素。此外，果膠還能調節人體血糖，保持血糖穩定，預防血糖出現急速上升、下降的變化。

（五）維生素C。蘋果中含有豐富的維生素C，而維生素C能保護心血管，對有心血管疾病的患者很有助益。

枸杞是一味常用的中藥，在明代倪朱謨所編纂的本草學專著《本草匯言》中關於枸杞的記述如下：「枸杞能使氣可充，血可補，陽可生，陰可長，火可降，風濕可去，有十全之妙用焉。」

將枸杞當作中藥來用時，它的功能有滋補肝腎、益精明目，可用來治療目眩昏暗、內熱消渴、血虛萎黃、多淚、腎虛腰酸等症狀，也能有效降低血糖、抗脂肪肝以及抗動脈粥樣硬化。

跟據香港大學的研究發現，枸杞對於神經有保護作用，因此對於預防阿滋海默症可能有一定的成效。研究中發現，枸杞能降低阿滋海默症患者腦中的病理變化，所以研究團隊大膽推測，食用枸杞應能有助預防罹患阿滋海默症。

就中醫學的角度來看，食用枸杞能獲得以下幾種養生功效：

（一）滋陰明目，降肝火。常用眼或是眼睛容易疲勞的人，用枸杞泡水喝可以滋陰明目。這是因為枸杞中富含胡蘿蔔素、鈣、鐵等營養元素，對眼睛很有益處，所以枸杞又稱為「明眼子」。

（二）強健身體，提升性功能。這是因為枸杞擁有葉黃素、β-胡蘿蔔素、玉米黃素、以及鋅、銅、鈣等微量元素，這些營養物質可有助改善腎臟與性功能，能顯著提高人體中血漿睪銅素含量，也有淨化血液的作用，在治療腎虛各症以及肝腎疾病上都有不錯的療效。

（三）養血補血。枸杞能促進造血細胞增值，使白血球數增多，增強人體的造血功能。自古以來多會用在補氣養血上。

（四）美白養顏、抗衰老。這是因為枸杞中含有多量的β-胡蘿蔔素、維生素C以及鐵，而且枸杞也可以提高皮膚吸收養分的能力，所以可以起到美白的作用。

（五）提高人體免疫功能。枸杞含有甜菜鹼、胡蘿蔔素、玉米黃素、維生素B_1、維生素B_2、維生素C、鈣、磷、鐵、亞麻油酸以及多種胺基酸，能調節免疫功能。此外，枸杞還能夠提高T細胞的比率以及增加單核細胞的吞噬能力。T細胞是淋巴細胞的一種，在免疫反應中扮演著重要的角色，而單核細胞則是人體免疫系統中的一種白血球。因此食用枸杞將能增強免疫功能，抵抗疾病的侵害。

（六）抗癌。枸杞中含有微量元素鍺，能對癌細胞的生成與擴散有明顯的抑制作用。此外，癌症患者在進行化療時，若服用枸杞，能有減輕副作用、防止白血球減少、調節免疫功能等功效。

（七）延緩衰老。枸杞自古就是能生精補髓、滋陰補腎、益氣安神、強身健體的良藥，是滋養補身的上品。

（八）增強學習、記憶能力。枸杞能改善大腦功能，增強人的學習、記憶能力。

（九）消除疲勞。枸杞能增加肌糖原、肝糖原的貯備量，提高人體活力，有效消除疲勞。

（十）調節血糖，輔助治療糖尿病。枸杞可以有效降低血糖，因此可作為糖尿病人的保健食品。

（十一）保護肝臟，預防脂肪肝。枸杞能抑制脂肪在肝細胞內沉積，並促進肝細胞再生。此外枸杞的有效成分枸櫞酸甜菜鹼也能用來治療慢性肝炎、肝硬化等肝臟疾病，所以有保護肝臟的功效。

（十二）降血脂，治療高血壓。食用枸杞能有效降低血清膽固醇和三醯甘油的含量，能有助和緩、預防動脈硬化，對患有高血壓、冠心病的患者來說，是保健養生的佳品。

小米就是粟，也稱為粱、稷，是中國古代主要的糧食作物。

小米的營養價值很豐富，有維生素B_1、維生素B_{12}、維生素E、蛋白質、脂肪、膳食纖維、碳水化合物等營養素。而且小米不需要精製，所以除了營養素外也保存了較多的礦物質（例如鐵、磷、鉀）。其中，維生素B_1與礦物質的含量都多於白米。就連一般糧食中沒有的胡蘿蔔素，每一〇〇公克的小米也含有〇．

一二毫克。而且因為小米中所含的鐵量較多，所以有很好的補血效果。

食用小米有以下幾種具體效果：

（一）防治消化不良。小米富含維生素B_1、B_2，又是鹼性的穀類，具有防止反胃的功效，對緩和拉肚子、嘔吐、消化不良、胃酸不調都很有幫助。而且中醫裡頭也認為，小米味甘鹹，入脾、胃、腎經，有健胃除溼、和胃安眠等功效，特別適合脾胃虛弱的人食用。

（二）消除口臭。小米能減少口中細菌滋生，所以有消除口臭的作用。

（三）祛斑美容。小米有減少皺紋、色斑、色素沉澱的功效，所以能祛斑美容。

（四）滋陰養血。小米能使產婦虛寒的體質獲得調養，幫助產婦恢復體力，所以在中國北方，有許多產婦在生產完後都會食用紅糖小米粥來補身。

（五）改善睡眠。小米中含有多量色胺酸，而色胺酸有調節睡眠的作用。於睡前食用適量的小米粥有助安眠。

備註

①正在感冒發燒、身體有炎症或是腹瀉的人都要避免吃枸杞。糖尿病患者則要謹慎食用。

②氣滯者要避免食用小米；素體虛寒*，小便清長的人要少吃小米。

*註：素體虛寒，指人體陽氣比較虛弱，代謝緩慢，產熱不足的狀態。一般會出現的表徵有怕冷、手腳冰涼、面色蒼白、小便清長、大便稀溏等。

枸杞銀耳蓮子紅棗湯

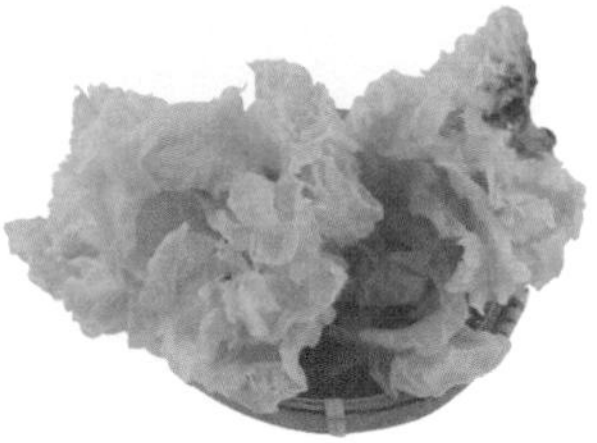

銀耳

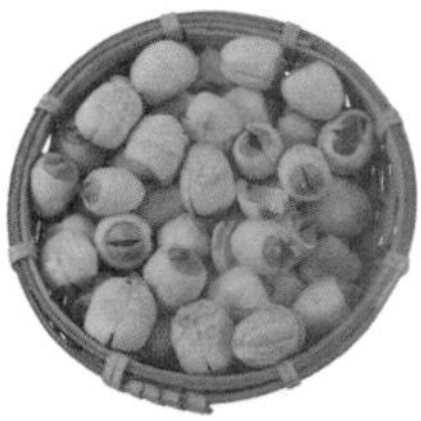

蓮子

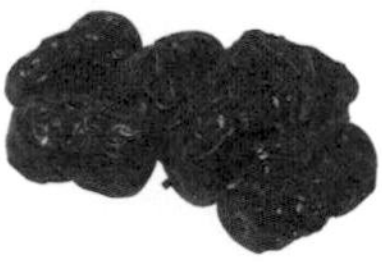

紅棗

材料

銀耳　一〇〇公克
枸杞　一〇公克
蓮子　四〇公克
紅棗　六顆
紅糖　適量

作法

1 將銀耳、蓮子、紅棗洗淨後放入冷水中泡。
2 將作法1中的材料連泡的水一起放入電鍋中悶煮約一小時。
3 跳起後放入枸杞，再煮一次。
4 喝的時候放入紅糖即可。

效用

1 養顏美容，滋陰潤肺。
2 開胃健脾。
3 補血益氣。

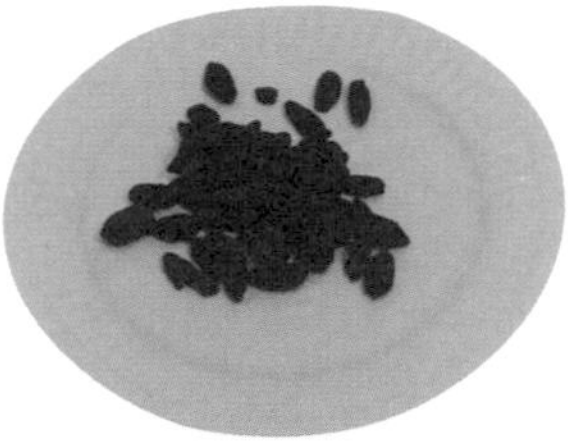
枸杞

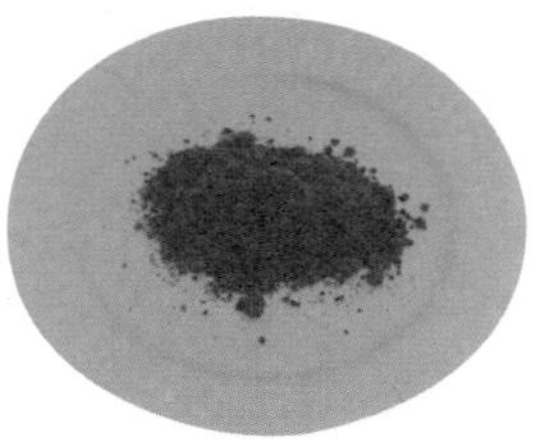
紅糖

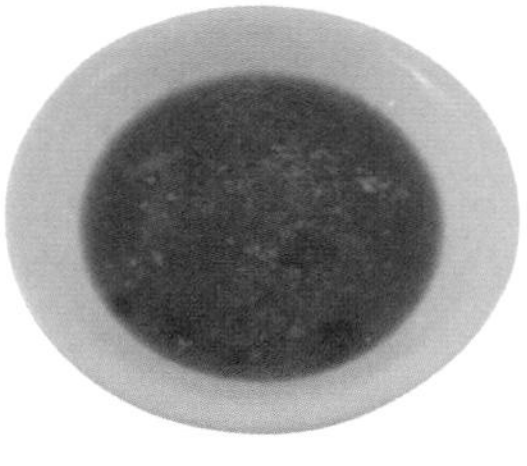
枸杞銀耳蓮子紅棗湯

銀耳又名白木耳，性平，味甘淡，被人們譽為「菌中之冠」。而銀耳的顏色、口感、功效都和燕窩相類似，所以又有「窮人的燕窩」之稱。

銀耳的營養價值很高，含有豐富的蛋白質、碳水化合物、脂肪、粗纖維、礦物質（如鈣、磷、鐵、鉀、鈉、鎂、硫）、維生素B_1、維生素B_2，以及多種胺基酸、肝糖（如海藻糖、多縮戊糖、甘露糖醇等）。人體中所需的胺基酸中，有四分之三是銀耳可以提供的。所以銀耳的營養價值很高，除了是名貴的滋補營養品，也是強筋健骨的補藥，是一種高級滋養補品。

銀耳的滋補特點是滋潤卻不膩滯，有開胃補脾、益氣清腸、安眠健胃、補腦潤燥的功效，還可以用來治療女性月經不調、神經衰弱、心悸失眠等，對於陰虛火旺，不適合用蔘茸等食品來進行溫熱滋補的人來說，是很好的一種補品，所以歷來中國皇室都視銀耳為長生不老的良藥。

銀耳的具體功效有如下幾種：

（一）提高肝臟解毒能力，保護肝臟。

（二）增強人體免疫力。銀耳中的酸性多醣類物質能增強人體的免疫力，調動淋巴細胞，加強白血球的吞噬能力。此外，銀耳也含有硒等微量元素，能增強人體抗腫瘤的免疫力，也能提高腫瘤患者對化療、放療的耐受力。而且其所含的銀耳多糖也有抗腫瘤的作用。

（三）銀耳含有豐富的維生素D，能防止鈣質流失，對生長發育十分有幫助。

（四）銀耳有滋陰的作用，且銀耳含有多量的天然植物性膠質，長期食用可以潤膚、祛除臉部黃褐斑以及雀斑。

（五）銀耳中的膳食纖維可以幫助腸胃蠕動，減少脂肪吸收，加上銀耳含有大量水分，吸水後的體積可膨脹到十倍，有很好的通便效用，所以可以達到減肥的效果。

蓮子就是荷花的種子，又名蓮蓬子、蓮實、蓮子肉，自古以來就被當作一般食品食用。蓮子除了營養豐富，美味可口，也是很好的一味中草藥，有清血、散瘀、益胃、安神的效用，多用來治療心悸失眠，男性遺精、滑精，女性月經、白帶過多以及脾胃虛弱等症狀。根據《本草綱目》的記載，蓮子的功能有「交心腎，厚腸胃，固精氣，強筋骨，補虛損，利耳目，除寒濕」等，而且蓮子價位不高，可說是一般民眾都能負擔得起的高價值養生藥材。

蓮子味甘、澀、性平。從中醫的角度來看，蓮子有交心腎、厚腸胃、固精氣等功效。由於同時有益腎、抗炎的作用，而且大部分作用都用於下焦，所以自古以來就被用做治療腎病的方子。就現代醫學來看，雖然不可能單用蓮子來做為治療用藥，但也能將之做為慢性腎炎、泌尿道感染、性功能障礙等病症的輔助藥膳來食用。

蓮子兼可入藥、入菜，而且因其含有豐富的鈣、鐵等營養成分，也多被廣泛地使用在各種料理中，成為大家最喜愛的健康食材之一。

服用蓮子的好處有如下幾點：

（一）防癌抗癌。蓮子中含有氧化黃心樹寧鹼，而此類物質能抑制鼻咽癌。

（二）降血壓。蓮子所含的非結晶性生物鹼N-9具有降血壓的作用。

（三）安神強心。蓮子芯含有生物鹼，生物鹼有顯著的強心作用，而蓮芯鹼對於抗心律不整也頗有效用。

（四）滋養補虛。蓮子中所含的棉子糖是老少皆宜的滋補品，尤其適宜久病、產後、年老體虛者服用。

（五）緩和情緒，舒解壓力。蓮子中所含的維生素B群是天然的舒壓劑，尤其高含量的維生素B_1，可消除疲勞，維持神經系統正常運作。蓮子還含有鈣，鈣素有「天然神經穩定劑」之稱，能與鎂離子維持平衡，幫助鬆弛神經、緩和情緒、調節心跳與肌肉收縮，也能幫助改善女性的經期症候群。

（六）活化大腦，抗氧化。蓮子裡頭的鋅能幫助抗氧化，活化大腦機能，改善因為壓力所造成的記憶力、專注力衰退。

（七）改善失眠。蓮子能清心火、除煩熱，對因暑熱所造成的心煩不眠很有幫助。而且蓮子中還含有醣類，糖類會幫助腦細胞吸收色胺酸，並與維生素B群、鎂一同起作用，所以有改善失眠的功效。

備註

①泡枸杞時一定要泡開，在熬煮過程中才能很好的煮出枸杞的營養。
②銀耳要用開水泡發，泡發後要去掉沒有發開的部分。
③有出血症、外感風寒以及糖尿病患者要慎用銀耳。
④本湯品屬於寒性，孕婦等忌寒者不宜多吃。
⑤過敏、體質虛寒的人不宜多吃蓮子。

紅糖烏梅湯

材料

烏梅　一五克
紅糖　三〇克

作法

1 將烏梅、紅糖加水（約一碗半）放入鍋中煮
2 煮好後濾掉烏梅，趁溫熱飲用。

效用

1 補血生津。
2 美膚養顏。
3 改善女性月經過多及功能性子宮出血。

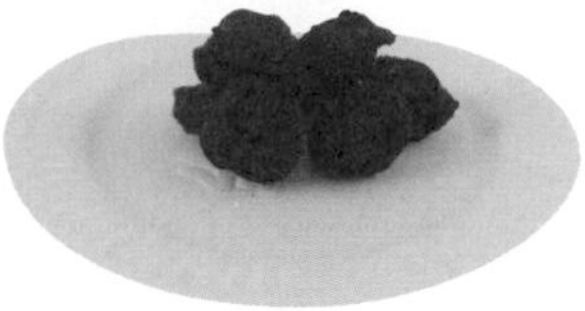
烏梅

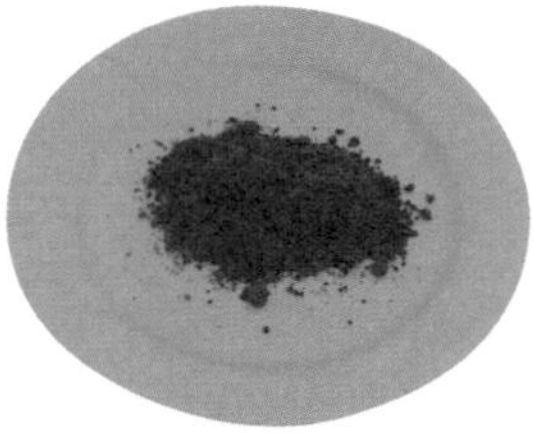
紅糖

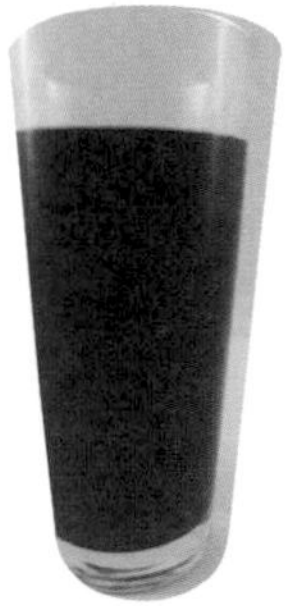
紅糖烏梅湯

烏梅又名酸梅，具有改善肝臟機能、軟化血管、防老抗衰等功效與作用。

烏梅除了可當作零食點心吃，更是一種中藥材，是青梅經過加工後所製成。依據《本草綱目》的記載，烏梅「主下氣，除熱煩滿，安心，肢體痛，偏枯不仁，死肌，去青黑痣、惡肉。」

烏梅可說是藥食同源，食用烏梅的益處有：

（一）防老化。吃烏梅能刺激分泌腮腺荷爾蒙，而腮腺荷爾蒙能預防老化，因此服用烏梅能抗老防老。

（二）清血。烏梅可以幫助清除血液中過量的活性氧，使血液流動量正常化。

（三）控制體重。烏梅是鹼性食品，能調節體內酸鹼度，除去積累在胃腸中的油脂。而且烏梅富含多酚類抗氧化物質，這些物質有助清除脂肪代謝的過氧化產物，還能加速脂質代謝，有助於清除血液內多餘脂肪，這些功效都有助於控制體重。

（四）消除疲勞，預防疾病。烏梅中的檸檬酸能幫助吸收維生素及酵素，維生素有助預防疾病，而酵素則能消除疲勞。

（五）保護消化系統。烏梅有消毒的功能，所以能防止食物在腸胃裡腐化。

（六）使排便順暢。烏梅裡的蘋果酸能將適量水分導引至大腸，幫助糞便排出體外，故而能消解便祕。

（七）幫助孕婦調整身體酸鹼。婦女懷孕後，血液會偏酸性，烏梅偏鹼性，能調和身體酸鹼。

（八）止渴。烏梅的酸味可以刺激唾液分泌，能夠生津止渴。

備註

胃酸過多者要慎服烏梅。

第三章　各式紅糖養生食譜

濃茶紅糖飲

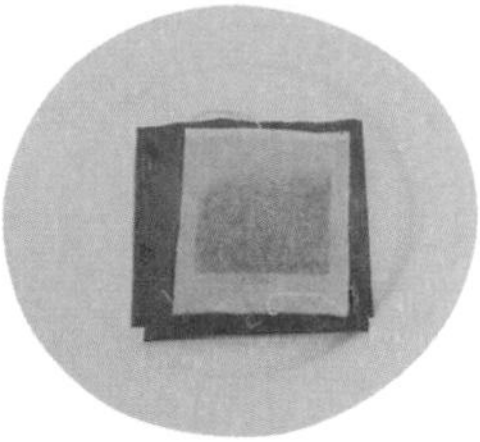

烏龍茶包

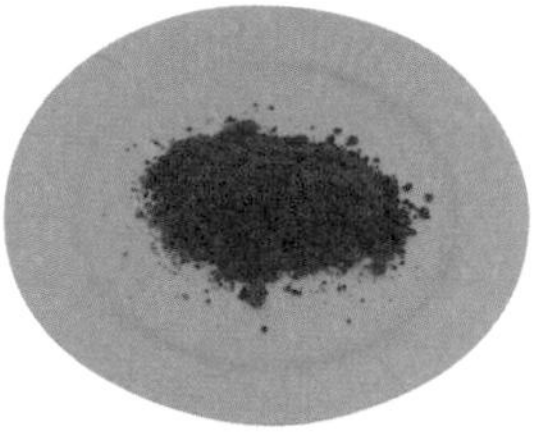

黑糖

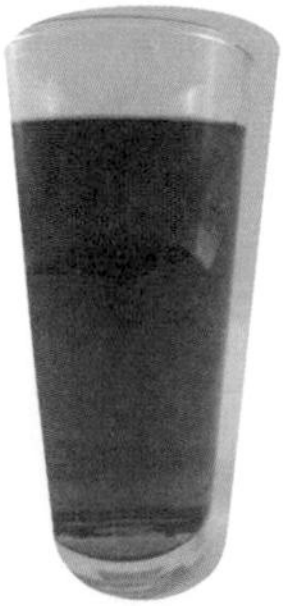

紅糖濃茶飲

材料

茶葉　適量
（紅、綠、烏龍茶皆可，亦可用茶包代替）

紅糖　適量

作法

1 用熱水泡好茶。

2 加入紅糖，待溶化後飲用即可。

3 每日一次。

效用

1 清熱。

2 調經，改善月經前期量過多。

茶很早就被當成是一種解毒的草藥來使用，傳說中神農嚐百草時，如吃到了有毒物質，就會立刻吃下茶葉來解毒。茶做為日常飲品來飲用，約是在唐朝之後。

經現代實驗得知，茶葉中含有五百多種化學成分，其中有四百五十多種的有機成分，當然更不乏具有生理作用的成分，例如：

（一）多酚類化合物。茶葉中含有高量的各類多酚類化合物，從茶葉中所提取出來的多酚類化合物粗產物就被稱為茶多酚，也稱做鞣質或茶單寧，茶之所以帶點苦澀的味道，就是來自於這種物質。茶多酚有收斂性、解毒的作用，也能緩解便祕，還有較強的還原性，可以清除生物體內的超氧自由基，茶多酚占了茶葉可溶性成分的百分之四〇～六〇，有抗氧化、清除自由基及抗血凝、防止血小板黏附和聚集、抑制自身免疫反應、提高免疫力、預防癌症（包括肺癌、肝癌、結腸癌等）、抗炎、驅蟲、調節血脂降血壓、降血糖、減肥消脂等功用。

茶多酚中最重要的成分就是兒茶素，兒茶素有很強的抗氧化作用，可以中和身體內各部分所生成的自由基，所以能延緩老化、防止油脂氧化和改善過敏現象等。兒茶素還能強烈抑制生齲菌，因此能有效減少牙菌斑以及罹患牙周病的指數。此外，兒茶素也有部分抑制、殺菌的效果（例如對金黃色葡萄球菌、霍亂弧菌、大腸桿菌及肉毒桿菌等），有抗菌、抗病毒的功效，所以也能有效預防流行性感冒。

（二）生物鹼。生物鹼是生物體內的鹼性含氮有機化合物，是一類重要的生理活性物質。有許多生物鹼是可以用來治病的良藥，因此是一類重要的中草藥化學成分。茶葉中有較高含量的咖啡因、茶鹼等具有中樞興奮作用的生物鹼類化合物。其中，占了茶葉可溶性成分百分之八～一〇的咖啡因能利尿，可以加速排出體內廢物，還能增加新陳代謝，促進肌肉收縮。

（三）萜類揮發油。萜類揮發油有穩定情緒的作用，也有抑制腫瘤的作用，主要是可以延長腫瘤的潛伏期、減少癌變的發生。茶所具有的獨特清香味，正是來自於茶葉中所蘊含的萜類揮發油成分。

（四）黃酮類化合物。黃酮類化合物簡稱為類黃酮，具有多種生理活性，是廣泛存於各類植物中的一大類化學物質，雖不是維生素，卻有營養功能，有抗氧化能力，也有促進血液循環的功能，能有效治療和預防心血管疾病。

（五）胺機酸。茶中所含有的胺機酸主要是茶氨酸，茶葉之所以有生津潤甜的滋味，就是來自於此。經研究發現，茶氨酸對大腦能產生鎮靜的作用，促進大腦中樞神經系統釋放多巴胺，提高腦內多巴胺的生理活性，進而能讓人精神愉悅，所以可用來治療抑鬱症。由於茶氨酸對腦部有鎮定與舒緩的效果，所以也能有助放鬆身體、舒緩疲勞、降壓、平復情緒、降低罹患憂鬱症機率、促進大腦的記憶力、提高學習力、有效預防帕金森氏政與阿茲海默症等。

（六）維生素。茶葉中含有多種維生素，包括有維生素A、B群、C、D、E、K。其中尤以維生素B群、C、E含量較多。

備註

①盡量避免在睡前喝茶。

②孕婦及哺乳中婦女不宜喝茶，尤其要避免喝濃茶。

③潰瘍病患者在喝茶時要適量。

④避免空腹喝茶。

第三章　各式紅糖養生食譜

黑木耳紅糖水

材料

黑木耳　三〇克
紅糖　一〇克

作法

將黑木耳加水放入鍋中煮爛後加入紅糖即可。

效用

活血止血，調理月經。

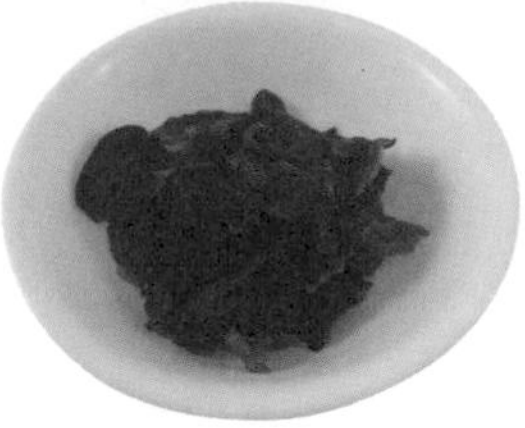

黑木耳

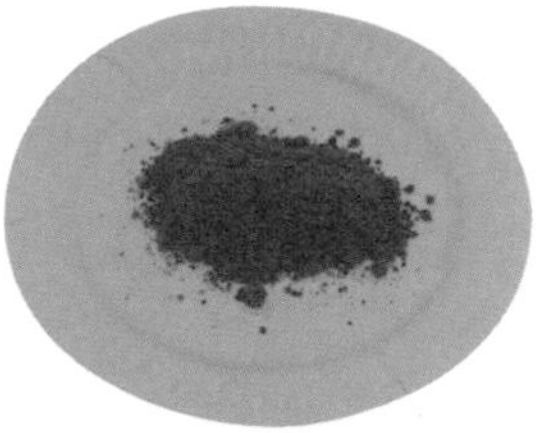

紅糖

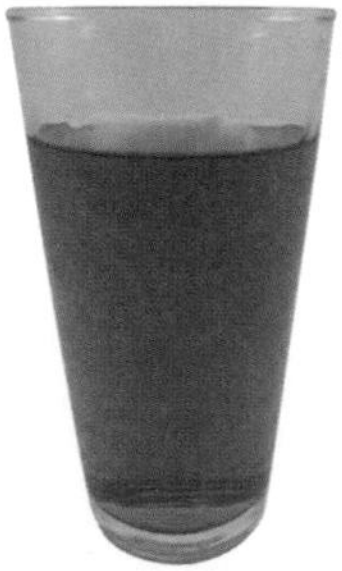

黑木耳紅糖水

黑木耳的食用歷史由來已久，早在《禮記》中就有對黑木耳的記載，而在《呂氏春秋》中則說：「味之美者，越駱之菌。」此處的越駱之菌指的就是黑木耳。至於在藥用價值上，元朝忽思慧所寫《飲膳正要》*[1]說黑木耳有「利五臟，寬腸胃」的功效。而《隨息居飲食譜》*[2]則說常吃黑木耳可以：「補氣耐飢，活血，治跌扑上，凡崩淋血痢痣患腸風，常食可愈。」

黑木耳的營養價值高於白木耳（銀耳），其含有人體所必須的八種胺基酸、維生素B_2、鐵、鈣等，還有豐富的膠質，吸水後會膨脹，能產生飽足感，而且膠質也會黏附胃壁絨毛，減少吸收油脂和膽固醇，能幫助控制體重，對人體消化系統也有很好的清潤效用；多醣成分則有抗腫瘤活性，能在一定程度上預防腫瘤，有提高人體免疫力、抗癌的作用；磷脂能提供腦細胞和神經細胞營養，所以能益智補腦；豐富的非水溶性膳食纖維可以幫助腸胃蠕動，既能改善便祕，也有助於保護腸胃，降低罹患大腸癌的風險。而膳食纖維中的可溶性纖維則能降低膽固醇

*註1：《飲膳正要》，敘述飲食衛生與營養保健的書籍。

*註2：《隨息居飲食譜》，清朝王士雄編撰，為一中醫食療養生著作。

及飽和脂肪酸，能減少血栓產生的機率，也能減緩醣類的吸收，調節控制血糖的濃度；抗凝血物質有活血、通血路的療效，除了能養顏美容，也能減少血小板凝結，降低罹患心血管疾病的風險，只是女性在生理期時要避免食用。

備註

①大便滑瀉者不宜服用。
②營養不良、消化吸收差、容易腹瀉、脾胃虛寒、腸胃較虛弱的人，或是女性在生理期間會覺得身體較為虛弱或腹部會感到冷痛的人，都不宜食用過多的黑木耳。

第三章　各式紅糖養生食譜

紅棗菊花粥

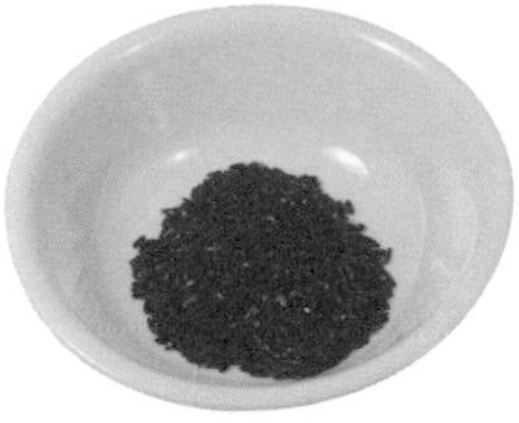

紫米

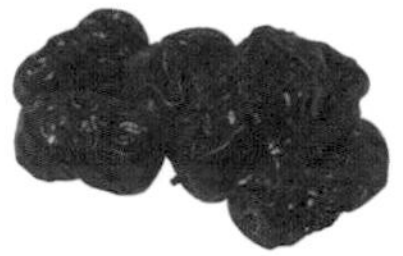

紅棗

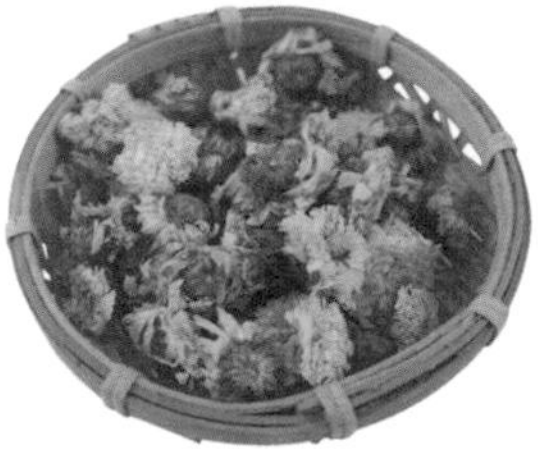

菊花

材料

紅棗　五〇克
紫米　一〇〇克
菊花　一五克
紅糖　適量

作法

1 將紫米洗淨後用清水浸泡。
2 將泡好的紫米、紅棗、菊花一起放入鍋內加水煮。
3 粥煮好後加入適量紅糖即可。

效用

1 補益心脾、養血安神、清肝明目。
2 美顏，調中氣。

紫米其實是香米的一種，因為種皮有濃紫色素，所以又稱為紫米、黑紫米、黑糯米或紫黑米。

紫米性平、味甘，除了營養價值豐富，還有藥穀、藥米等美名，《本草綱目》中就記載：「紫米有滋陰補腎，健脾緩肝，明目活血的作用」。在傳統中醫裡頭認為，紫米的功效有補中益氣、補腦健腎、收宮暖脾等。

紫米富含蛋白質、醣類、膳食纖維、不飽和脂肪酸、維生素B_1、維生素B_2、鈣、磷、鐵、鎂、鋅礦物質、膳食纖維、天然黑色素以及人體必需胺基酸。紫米的外部皮層上還有花青素類色素，有抗衰老、延緩老化、降低罹患高血壓風險、

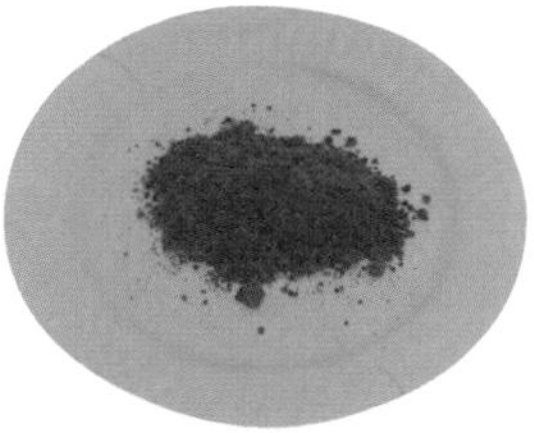

紅糖

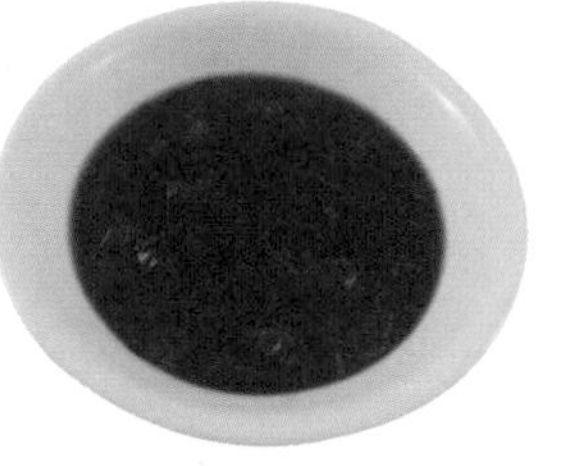

紅棗菊花粥

穩定人體細胞膜構造、避免動脈粥狀硬化等作用。

紫米中所含蛋白質是五穀類中含量最高的，其和不飽和脂肪酸、胺基酸、膳食纖維、蛋白質和微量元素等都能有效改善腸胃機能、預防消化不良、增加食慾，並減少心臟病、癌症發生的機率。

紫米中含有豐富的維生素B群，有助於新陳代謝、清血、預防肌膚老化，其中的維生素B_1，能強化神經系統、緩和腳氣病症狀；鋅則對男性攝護腺有很大的幫助。

紫米也能減少罹患肥胖症的機率，因為紫米的GI值（升糖指數）低，食用後不容易造成血液中的血糖濃度快速升高，可以有效刺激胰島素大量分泌，進而減低脂肪的合成率，而其膳食纖維更是白米的八倍，適度食用能有助增加飽足感、降低食慾，避免因吃得過多而身材走樣。

菊花除了是觀賞用花，也是中國傳統常用的中藥材之一，歷來就被譽為長壽抗衰老之花，除了有抗衰老的成分，還有促進膽固醇分解和排泄的作用。有很高的藥用價值。早在成書於秦漢時期的《神農本草經》中就有記載：「菊花久服能輕身延年」，《本草綱目》則說它能：「主諸風頭眩、腫痛，目欲脫，淚出，皮膚死肌，惡風濕痺，利血氣」。至於現代研究分析則證明，菊花中所含的類黃酮物質在清除自由基上有很強的作用，所以在抗氧化、抗衰老等方面都很有成效。

菊花味甘苦，性微寒，可以散風清熱、清肝明目、消炎解毒，還可以預防感冒風熱、頭痛、耳鳴、眩暈等症狀。至於在美容功效上則有利氣血、潤肌膚、益顏色、養護頭髮等。就營養學方面來看，菊花花瓣中含有十七種胺基酸，其中的穀胺酸、天門冬胺酸、脯胺酸等含量都較高，也有豐富的維生素以及鐵、鋅、銅、硒等微量元素，所以有一般蔬果所沒有的效用。

菊花主要可分為貢菊、杭白菊以及野菊花三種，其中，杭白菊內含菊甙、胺基酸、黃酮類及多種維生素和微量元素，傳統醫學中認為其有養肝明目、清心補腎、健脾和胃、潤喉生津以及調整血脂等功效。而貢菊更歷來都被視為是一種名貴的中藥材，可以用來疏散風熱、平肝明目、清熱解毒，治療膽虛心燥、風熱感冒、痙攣抽搐。現代藥理研究以及臨床應用更證明貢菊確有疏風散熱、養肝明目、清涼解毒等功效，所以常喝菊花茶可以排毒健身、增強體力、改善人體新陳代謝、延壽美容、降低膽固醇、消除癌細胞等。

在春天喝菊花茶可以去溼，夏天喝可以去暑解渴，秋天喝可以解燥，冬天喝可以清火。但要留意，菊花茶較適合頭昏、喉嚨痛、肝火旺以及有高血壓的人喝，像是體虛、脾虛、胃寒腹瀉的人都不宜飲用。

備註

菊花性屬寒涼，氣虛胃寒，以及食少泄瀉的人要謹慎服用。

第三章　各式紅糖養生食譜

山楂桂枝紅糖湯

材料

山楂　一五克
桂枝　五克
紅糖　三〇克

作法

1. 將山楂、桂枝裝入鍋內，加清水兩碗。
2. 用小火將水煮至一碗後加入紅糖調勻，煮沸即可。

效用

溫經通脈，化瘀止痛。適用於女性寒性痛經症。

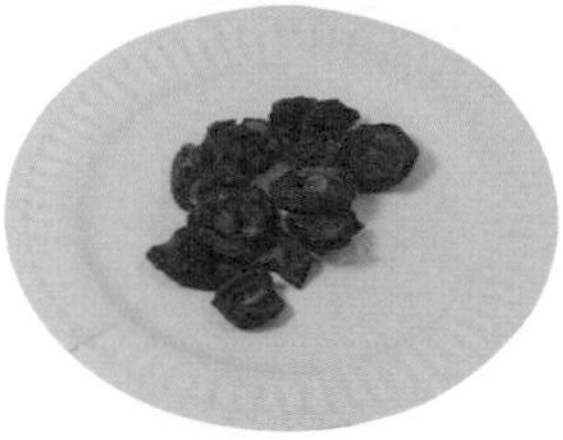

山楂

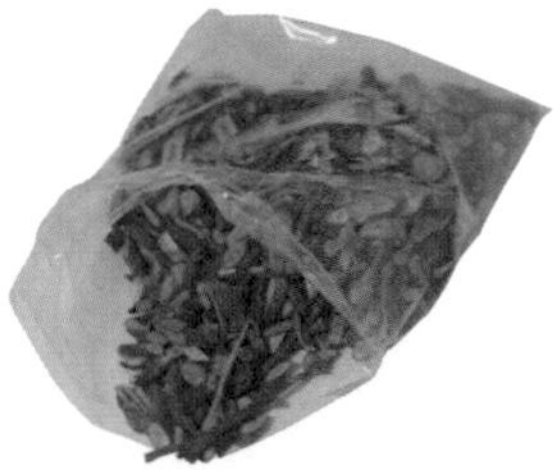

桂枝

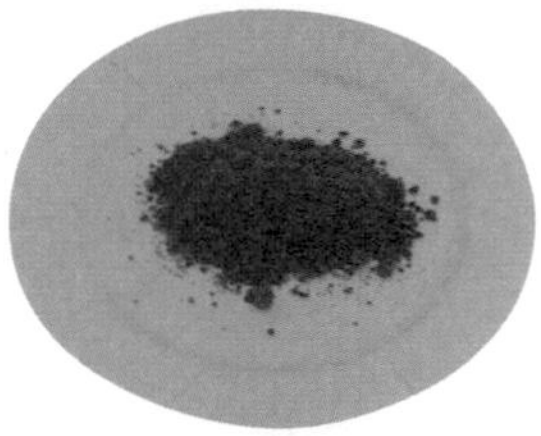

紅糖

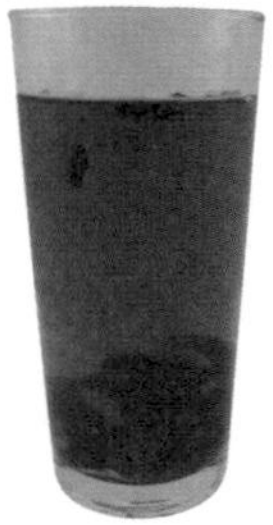

山楂桂枝紅糖湯

值。

山楂自古以來就是健脾開胃、消食化滯、化痰活血的良藥，有重要的藥用價值。

山楂中含有糖類、蛋白質、脂肪、維生素C、胡蘿蔔素、澱粉、蘋果酸、枸橼酸、鐵、鈣、黃酮類化合物牡荊素等物質，有降血脂、降血壓、強心、緩解心律不齊等作用。其中，牡荊素是一種有較強抗癌作用的藥物，所以山楂的提取物對抑制體內癌細胞的生長、增殖和浸潤有一定的作用。

山楂性微溫，味酸乾，有消食健胃、活血化瘀、收斂止痢的功效，是以果實來作為藥用，可以生用，也可以炒黃焦後使用。

山楂之所以能促進肉類消化，有助轉化膽固醇，是因為山楂中所含的山楂酸等多種有機酸、解脂梅在進入胃部後，能增強酶的作用，若是吃了過多的肉或油膩的食物而感到飽脹時，吃山楂可以幫助消化，加上山楂可利膽汁，促進胃液分泌，所以是很好的保健食品。

山楂的主要藥物成分是大分子單寧，其他還有蔓荊子、牧荊素-2、鼠李糖甙等，可用來擴張冠狀血管、降低血壓和膽固醇、恢復心肌壁、減少脂肪量的儲存、增加細胞內維生素C的含量，對貧血、心血管疾病等都有幫助。在現代的臨床治療上，就有使用山楂來治療冠心病、高血壓、高血脂的例子。

山楂除了是消積化滯的用藥，可以用來治療因食用過多肉類或油膩物所引起的消化不良，同時因為山楂有活血、去瘀、止痛的效用，所以對痛經、產後腹痛、惡露不盡也有很好的療效，是血瘀型痛經患者的食療佳品。

不過有一點要注意，山楂只能幫助消化，無法補養，所以脾胃虛弱的人不宜吃得太多。

桂枝就是我們俗稱肉桂的嫩枝，將之去除掉葉子、曬乾後就稱為桂枝，也是中藥材的一種，可以用來治療寒溼痺痛、四肢冰冷、閉經痛經、心悸、小便不利等。在《神農本草經》中說桂枝「主上氣咳喘，結氣，喉痹吐吸，利關節。」《本草匯言》也說桂枝是：「散風寒，逐表邪，發邪汗，止咳嗽，去肢節間風痛之藥也。」

桂枝味辛辣而性溫行，有溫經散寒、祛風止痛的效用，加上還略有強壯的作用，亦廣泛應用在婦科及其他雜病上。

桂枝含有揮發油，而其中主要成分就是桂皮醛，該成分可以溫經通陽、發汗解表，應用在婦科上可以治療血虛寒凝的月經不調和痛經的症狀，若加上山楂一同食用，則可加強子宮的血液循環。

根據現代藥理的研究，桂枝所含有的揮發油能夠抑制腸道中多種細菌的生長，像是沙門氏菌跟霍亂弧菌等；又能刺激汗腺，使皮膚血管擴張，進而調節血液循環、增加散熱、促進發汗。同時因為揮發油味辛辣，所以也能促進分泌消化液以及增加胃腸的蠕動，有助排除胃腸積氣。

備註

①有消化性潰瘍、脾胃虛弱、血糖過低者在食用山楂時要謹慎。
②孕婦要避免食用山楂，因為山楂有破血散瘀的作用，會促進子宮收縮，有可能會誘發流產。

中醫師的小提醒

孕婦不能食用山楂，但產後卻可用紅糖山楂湯來治療產後宮縮痛。

有的產婦在分娩後的二～三天內出現小腹部陣陣疼痛、惡露排出增多的情況，而且在哺乳時小腹部的疼痛還會有所加重，這在醫學上叫做「產後宮縮痛」，可用紅糖山楂湯來緩解。

生山楂一〇〇克，紅糖適量，加水五〇〇毫升左右一起煎煮，煎至三〇〇毫升時為止，分三～五次服下。一般來說在服藥一～二劑後即可使疼痛明顯緩解，且無任何不良反應。

由於多數產後宮縮痛患者的臨床表現都以血瘀症為主，兼有血虛，而生山楂能活血散瘀，紅糖能溫中補虛，所以二藥合用，能共奏活血散瘀、補虛之功。

韭汁紅糖飲

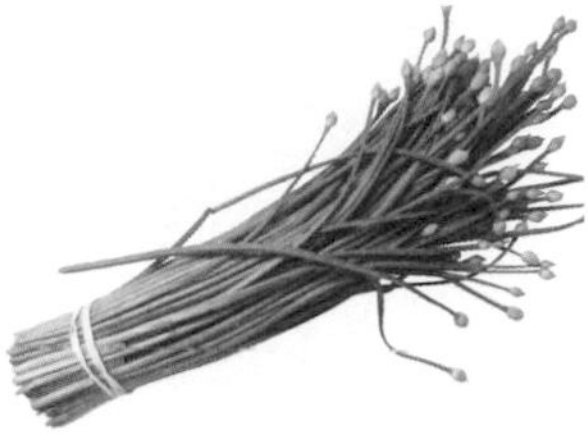

韭菜

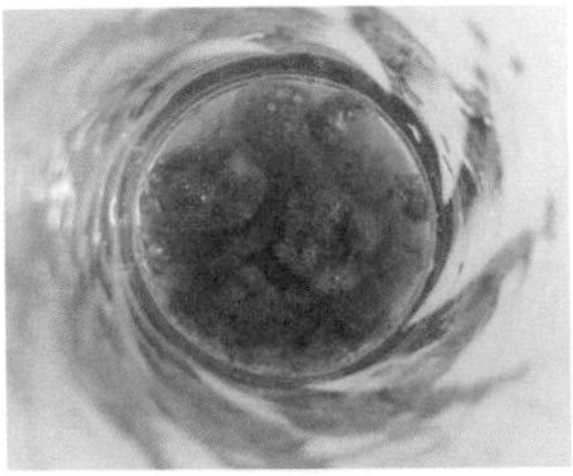

韭菜汁

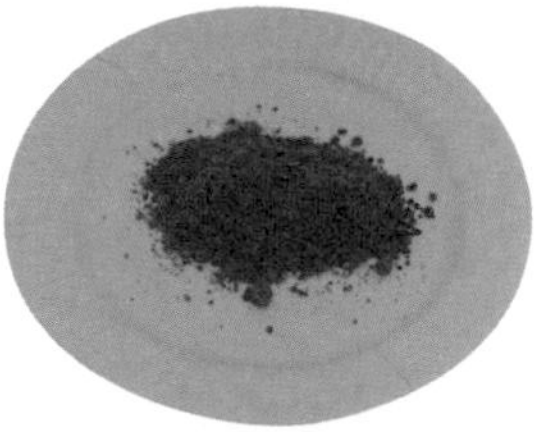

紅糖

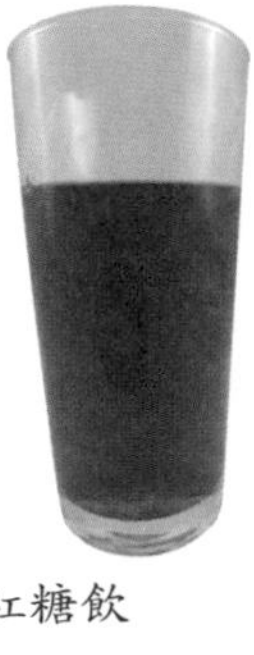

韭汁紅糖飲

材料

鮮韭菜　六〇克
紅糖　　二〇克

作法

1 將鮮韭菜洗淨，瀝乾水分，切碎後搗爛取汁備用。
2 將紅糖放入鍋內，加少許清水煮沸。
3 煮到紅糖溶後兌入韭菜汁內即可飲用。

效用

1 溫經、補氣。適用於氣血兩虛型的痛經。
2 讓皮膚紅潤光潔。

韭菜是一種多年生的草本植物，有獨特的香味，根、莖、葉都可以食用。

韭菜除了可做為一般食品食用，在醫療上也有很廣泛的用途。在《本草拾遺》中說：「韭菜，溫中下氣，補虛，調和臟腑，令人能食，益陽。」《本草經疏》中則說：「韭，生則辛而行血，熟則甘而補中，益肝、散滯、導瘀是其性也。以其微酸，故入肝而主血分，辛溫能散結，凡血之凝滯者，皆能行之，是血中行氣藥也。」

韭菜味辛性溫，有散瘀活血，行氣導滯的作用，適用於反胃、腸炎、吐血、胸痛等症狀。

韭菜獨特的香氣是來自於其所含的揮發性精油以及硫化物等特殊成分，這些成分有一定的殺菌消炎作用，能幫助人體提高免疫力，也有助於疏調肝氣，清除腸胃積滯，增進食慾、促進消化。其中的硫化物還能幫助人體吸收維生素B_1以及維生素A，所以韭菜若是和含有豐富維生素B_1的豬肉類食品一同食用，營養價值會更高。

韭菜中含有蛋白質、維生素B_1、維生素B_2、維生素C、胡蘿蔔素以及鈣、磷和鋅等礦物質元素。其莖葉則含有多量的維生素和粗纖維，能增進腸胃蠕動，不僅對治療便祕很有療效，也能預防腸癌，還能減少膽固醇的吸收，起到預防和治療動脈硬化、冠心病等疾病的功效。

此外，韭菜又有「起陽草」之稱，被譽為蔬菜中的威而鋼，這是因為韭菜中豐富的稀有元素鋅、硒、鍺都有助於補腎益陽。

雖然韭菜對人體有很多好處，但也不能吃得過多，否則過量的粗纖維容易刺激腸壁，引起腹瀉。

黑豆紅花紅糖湯

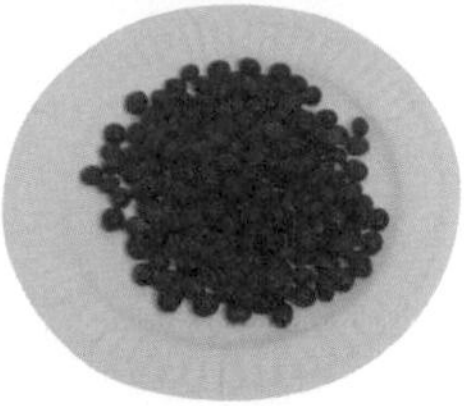

黑豆

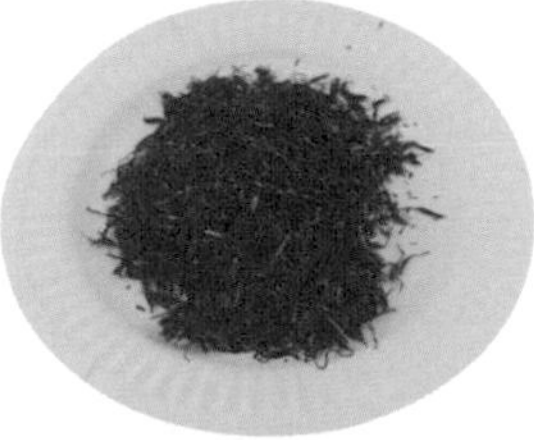

紅花

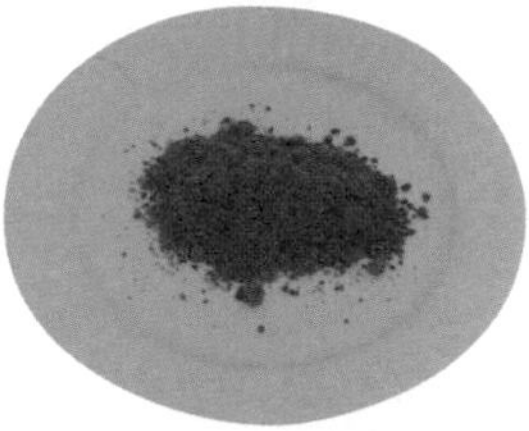

紅糖

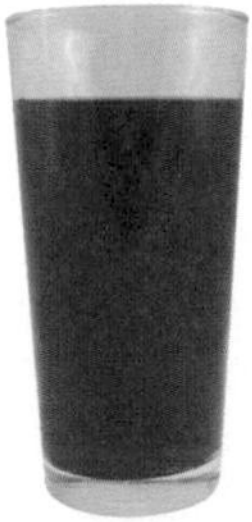

黑豆紅花紅糖湯

材料

黑豆　五〇克
紅花　六克
紅糖　三〇克

作法

1 洗淨黑豆與紅花，並將黑豆用清水泡約三小時。
2 將黑豆加適量清水放入鍋中，用大火煮五分鐘後加入紅花再煮三分鐘。
3 改用小火將黑豆煮爛後，撈出紅花（紅花可放入藥材袋中），加入紅糖。
4 等紅糖融化後即可關火。湯與黑豆皆可食用。

效用

補益肝腎、活血調經，適用於肝腎不足型的經血量過少、經血色黯兼痛經者。

黑豆味甘，屬於平性滋補的強壯藥。在中醫裡頭認為，黑色的食物補腎，加之黑豆的外型跟腎臟相似，所以被稱為「腎之穀」，也就是可以補腎的穀物。但除了補腎，黑豆也入脾經，有健脾益氣的效用。

黑豆可以祛風除熱、調中下氣、解毒利尿、降低血中膽固醇、明目烏髮、消水腫，尤其是血瘀體質的人，常吃黑豆可以健脾補腎、預防疾病。在李時珍的《本草綱目》中也提到，服食黑豆可以令人長肌膚、益顏色、填筋骨、長氣力。所以黑豆可以說是植物中營養最豐富的保健食品，在醫療上的藥用價值也很廣泛。

根據最新的科學研究則發現，黑豆皮的提取物能夠提高人體吸收鐵質，所以食用帶皮的黑豆能改善貧血的症狀。

一般黑豆可以分為青仁黑豆與黃仁黑豆。其中，青仁黑豆的蛋白質、維生素、鐵質等含量都較為豐富，藥用價值較高，在中醫用藥中屬於滋補的佳品，一般多作為清涼性的滋補強壯藥來使用。除了可以單獨食用，和其他藥物配合使用時，作用的範圍更廣泛。

黑豆的營養豐富，所含營養成分有：

（一）蛋白質。黑豆的蛋白質含量高達百分之四十五以上，優質蛋白也比黃豆高出約四分之一，不僅是所有豆類中含量最高的，還約是肉類的兩倍。因此黑豆又被稱為是「植物蛋白肉」。

（二）脂肪酸。黑豆含有豐富的粗脂肪，而且其中以不飽和脂肪酸含量最高，尤其是亞油酸。亞油酸是不飽和脂肪酸的一種，是對人體非常重要的一種必需脂肪酸，在調節膽固醇的代謝上有很重要的作用。膽固醇與亞油酸結合後才能在人體內進行正常的代謝，若缺乏亞油酸，膽固醇將會與飽和脂肪酸結合並沉積於人體，導致發生動脈硬化。所以亞油酸也有「血管清道夫」的稱號。

（三）黑豆灰分。人體中所需要的各種無機鹽都是來自於食品的灰分，而黑豆中所含灰分不僅高於其他豆類，其成分更包含有多種礦物質及微量元素，例如鋅、銅、鉬、硒、鎂、磷等。

（四）維生素。黑豆中含有多種維生素，尤其是維生素E。維生素E是一種抗氧化劑，能發揮抗氧化的效用來保護人體細胞不受到自由基的侵害。所以黑豆有美容、抗衰老的功效，常吃黑豆就可以減少皺紋、長保青春。

（五）異黃酮。雖然黃豆的異黃酮含量豐富，但有實驗發現，黑豆中的異黃酮含量更高於黃豆。異黃酮是從植物中提取的，其與女性的雌激素結構相似，所以又有「植物雌激素」之稱。而異黃酮還有防止動脈硬化，降低膽固醇的效用。

（六）皂苷。皂苷是一種植物活性成分，有重要的藥用價值。黑豆皂苷能保護遺傳物質DNA，也能有效清除活性氧，穩定細胞膜、抑制細胞膜系統內鈣離子水平出現異常升高，進而達到保護生物膜以及亞細胞結構的完整性。

（七）多糖類物質。黑豆多糖能清除人體自由基，並促進骨髓組織生長，刺激造血功能再生。

（八）黑豆色素。黑豆色素是黑豆重要的生物活性物質之一，有很好的抗氧化作用。

（九）纖維質。黑豆中含有豐富的纖維質，常吃可以增進腸胃蠕動、改善便祕、促進排毒、幫助減肥。

黑豆、紅花、紅糖都有補血活血的作用，以這三者煮湯飲用，除了能補血活血，還能化瘀止痛、通經活絡、健脾養胃、補肝益腎、養顏護膚。

黨蔘黑豆湯

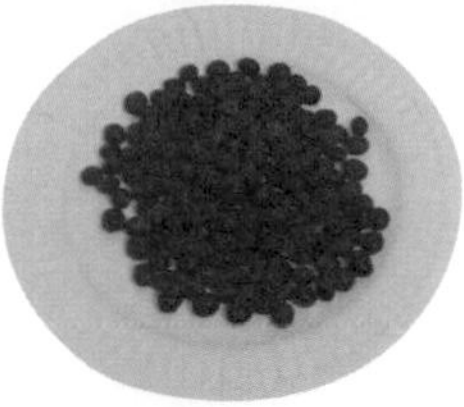
黑豆

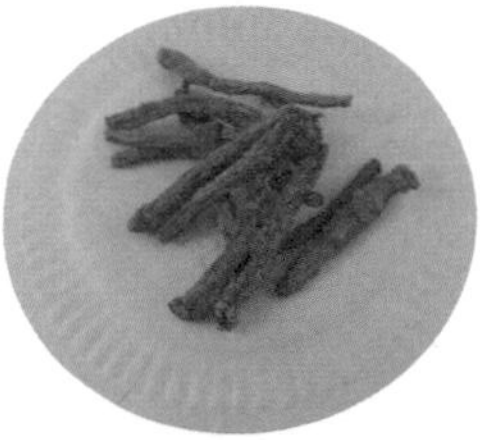
黨參

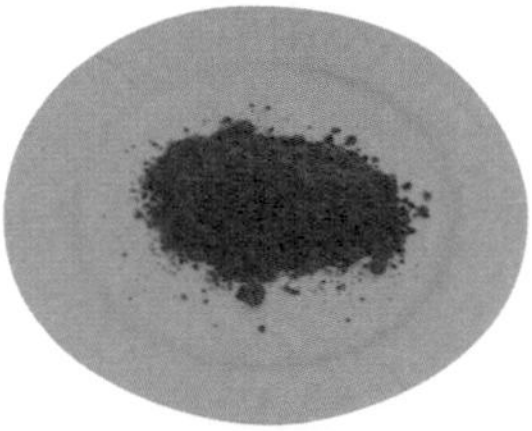
紅糖

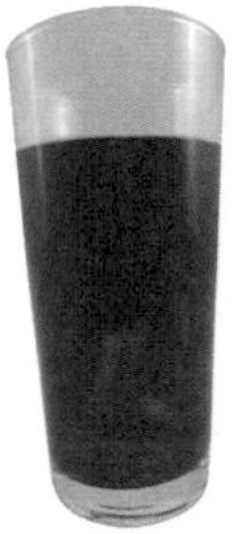
黨參黑豆湯

材料

黑豆　三〇克
黨參　九克
紅糖　三〇克

作法

洗淨黑豆後，將之與黨參、紅糖一起加水放入鍋中煮，至豆爛即可。湯、豆皆可食用。

效用

1 益氣生血。
2 調經。月經量過多、質稀者亦適用。

黨參的性平、味甘，能補中益氣、健脾生津，可用來改善脾肺虛弱、氣短心悸、食少便溏，四肢倦怠等症。

黨參是中醫裡頭常用的傳統補藥，《本草綱目拾遺》中說黨參能「治肺虛，益肺氣」，《本草正義》則說：「黨參力能補脾養胃，潤肺生津，健運中氣，本與人參不甚相遠。」

根據現代研究，黨參含有多種糖類、酚類、揮發油、黃芩素葡萄糖甙、皂甙、維生素B_1與B_2、以及微量的生物鹼、微量元素、多種人體必需胺機酸等，對神經系統有興奮作用，能增強免疫力、擴張血管、降壓、改善微循環、調節胃腸運動、抑制腎上腺素升壓、增強造血功能等作用。

中醫認為，黨參歸脾、肺經，能健脾補肺、養血生津，現代科學研究則指出黨參有治療胃潰瘍、糖尿病等作用，總結起來，服用黨參的具體功效有：

（一）預防、改善心血管疾病。黨參中含有降血脂、血壓等物質，有助避免三高，所以能預防、改善冠心病及心血管疾病。

（二）補血活血。黨參能促進人體的血液循環並幫助造血再生、促進紅血球的生長，很適宜貧血的病人服用。氣血充足後，人體免疫力自然就會提高，所以像是容易感冒的人也很適合服用黨參。

（三）幫助消化。黨參可以幫助促進腸胃消化及分泌胃液，也能預防胃潰瘍等腸胃道疾病。

（四）提高學習能力。黨參有安神定志、改善睡眠品質的效用。而且黨參能補氣，最適合常會感到倦怠乏力、精神不振的人食用。提振精神後，自然能提高在學習上的專注力。

第三章　各式紅糖養生食譜

當歸雞蛋紅糖水

材料

當歸　一五克
雞蛋　兩顆
紅糖　三〇克

作法

1 將當歸片放入鍋中加入適量清水，以大火煮開後轉中小火煮一五分鐘。
2 將雞蛋放入另一鍋中煮熟。
3 將煮熟的蛋取出、剝掉蛋殼。
4 將剝好殼的雞蛋放入當歸水中，以大火煮開後轉中小火繼續煮一〇分鐘。
5 加入紅糖，等糖全部融化即可。

效用

1 改善發黃臉色。
2 調經，改善月經量稀少的情形。

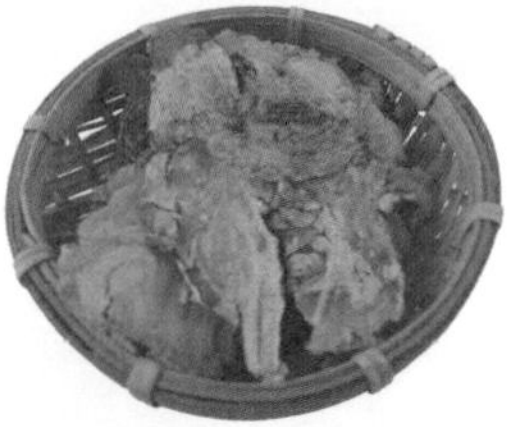

當歸

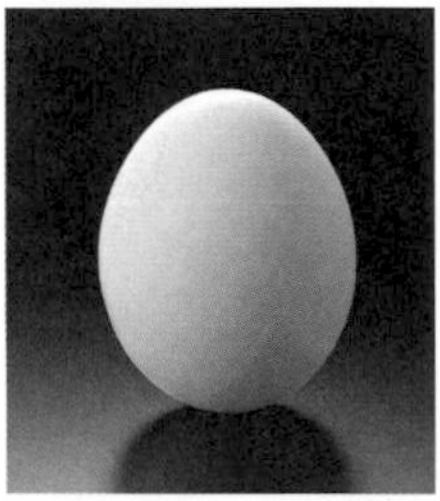

雞蛋

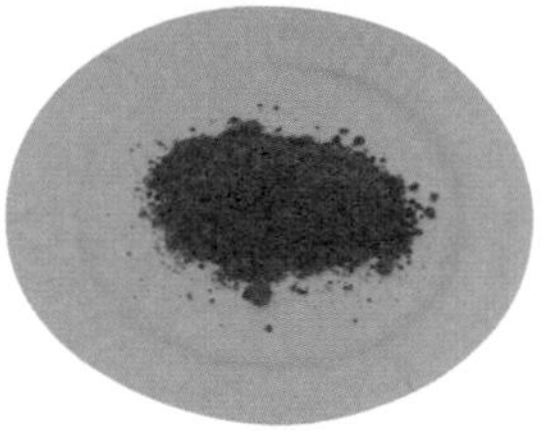

紅糖

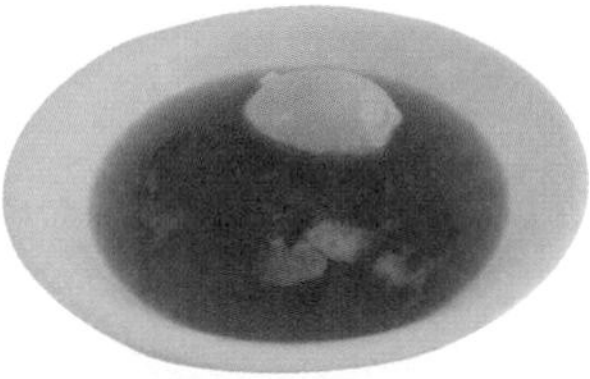

當歸雞蛋紅糖水

當歸性溫，味甘、辛，歸肝、心、脾和大腸經。當歸的根可以入藥，是很常用的中藥之一，中醫多認為其有補血調經的功能。在《本草綱目》中就說當歸能調血，為女人的要藥。《神農本草經百種錄》*也說當歸是「血家必用之藥」「為養血之要品」。

當歸可說是中藥裡頭補血的一道重要藥品，適用於心肝血虛的症候，例如補血的代表方四物湯中就含有當歸。由於當歸能補血、行血，所以又能通經調經、活絡止痛，非常適合有月經不調、痛經、血虛閉經的女性患者服用。因此當歸又有「婦科聖藥」的美稱。

此外，當歸還可以潤腸通便。中醫認為精血同源，血虛的人津液也會不足，腸液若有所缺乏，就很容易會導致便祕。而當歸有補血的功效，和其他中藥配合起來也能有良好的通便功效。

除了補血、潤腸通便，當歸還有防治凍瘡的功效。從中醫的角度而言，凍瘡

*註：《神農本草經百種錄》，清徐大椿撰，為中藥學著作。

雖是皮膚疾病，但原因不僅是出在皮膚上，而是因為人體陽氣不足，受到外寒的侵襲，寒凝血淤所導致的。一般在治療上多採用溫經散寒、活血化瘀、消腫止痛的方式，而當歸就有養血活血的功效，所以對防治凍瘡也甚為有效。

依據現代研究顯示，當歸含有揮發油、有機酸、胺基酸、維生素、微量元素等多種物質，而這些物質能促進人體的造血功能，提升紅血球、白血球、血紅蛋白的含量，另外還有調節血脂、降血壓、增強免疫力、保肝、抗氧化、改善心律失常等。

雞蛋是我們生活中常吃的一項食品，雞蛋中含有大量的蛋白質、膽鹼和其他營養素。其中蛋白質的胺基酸組成和人體組織蛋白質很接近，比例很適合人體在生理上的需求，又極容易為人體所吸收、利用，所以營養價值很高。

雞蛋可分為蛋白與蛋黃兩部分。《本草綱目》中有提到關於蛋白、蛋黃兩者不同的應用：「卵白，其氣清，其性微寒；卵黃，其氣渾，其性溫。精不足者，補之以氣，故卵白能清氣，治伏熱，目赤，咽痛諸疾。形不足者，補之以味，故卵黃能補血，治下痢，胎產諸疾。」這說明了蛋白能潤肺、清熱解毒；而蛋黃則能滋陰養血。

蛋白中含有一定量的核黃素、尼克酸、生物素和鈣、鐵、磷等礦物質；蛋黃中則含有卵黃磷蛋白、卵磷脂、維生素A、維生素D，類胡蘿蔔素、葉黃素，以及較高含量的鐵、磷、硫和鈣等礦物質。

雞蛋對人體的保健作用，主要有以下幾點：

（一）健腦益智。蛋黃中所含的卵磷脂、甘油三脂、卵黃素、維生素和礦物質等營養素都有助於增強神經系統的功能。卵磷脂被人體消化後會釋放出膽鹼，而膽鹼也可改善記憶力。所以經常食用雞蛋可以增強記憶，是很好的健腦益智食品。

（二）保護肝臟。蛋白質能修復損傷的肝臟組織，而蛋黃中的卵磷脂則能促進肝細胞再生。

（三）防止動脈硬化。根據美國實驗得知，卵磷脂能幫助降低血清膽固醇，因此在防治動脈粥狀硬化上頗有成效。

（四）防癌。雞蛋中含有較多的維生素B_2，而維生素B_2能分解、氧化人體內的致癌類物質；雞蛋中的微量元素（硒、鋅）也有防癌的作用。

中醫師的小提醒

紅糖性溫，味甘，具有益氣補血、健脾暖胃、緩中止痛、活血化瘀的作用，當歸具有補血活血、調經止痛的功效，這道糖水有補血養顏、強壯身體的功效。經常食用，對氣血虛弱、面色蒼白、頭昏眼花、月經不調的女性有很好的調理作用，每週可服用二～三次。糖尿病患者服用需遵醫囑。

國家圖書館出版品預行編目(CIP)資料

喝喝紅糖暖子宮 / 素人天然食研究會作. -- 初版. -- 新北市 : 世茂, 2016.08
面； 公分. -- (生活健康 ; B412)

ISBN 978-986-93178-1-8(平裝)

1.食療 2.糖 3.婦女健康

413.98 105009056

生活健康B412

喝喝紅糖暖子宮

作　　者／素人天然食研究會
審　　訂／王玫君
主　　編／陳文君
責任編輯／楊鈺儀
封面設計／戴佳琪（小痕跡設計工作室）
出 版 者／世茂出版有限公司
地　　址／(231)新北市新店區民生路19號5樓
電　　話／(02)2218-3277
傳　　真／(02)2218-3239（訂書專線）
(02)2218-7539
劃撥帳號／19911841
戶　　名／世茂出版有限公司
單次郵購總金額未滿500元（含），請加50元掛號費
世茂網站／www.coolbooks.com.tw
排版製版／辰皓國際出版製作有限公司
印　　刷／祥新印刷股份有限公司
初版一刷／2016年 8 月

ＩＳＢＮ／978-986-93178-1-8
定　　價／280元